Krankenpfleger

In der

Kinderchirurgie

Der vollständige Leitfaden

ALEXANDRE CAREWELL

Inhaltsverzeichnis

9

« Kinderchirurgie: Wenn Chirurgen ihre Spielzeuge gegen Skalpelle eintauschen, um gebrochene kleine Menschen zu reparieren ! »

Kapitel 1:
EINFÜHRUNG
KINDERCHIRURGIE

Definition und Besonderheiten

Die Kinderchirurgie, dieser heikle und anspruchsvolle Zweig der Medizin, stellt die einzigartigen Bedürfnisse der jüngsten Patienten in den Vordergrund. Es ist eine Disziplin, in der chirurgische Fähigkeiten auf Zärtlichkeit, Zuhören und eine erhöhte Sensibilität treffen. In dieser Welt bewegt sich der Krankenpfleger für Kinderchirurgie, der oft der erste Ansprechpartner für diese Kinder und ihre Familien ist, zwischen technischer Pflege und dem Trösten besorgter Seelen.

Im Gegensatz zu ihren erwachsenen Kollegen sind Kinder nicht einfach "kleine Patienten". Ihr Körper verändert sich ständig und wächst, was einen speziellen chirurgischen Ansatz erfordert. Auch ihre kognitiven und emotionalen Fähigkeiten sowie ihr Verständnis von Krankheit und Chirurgie sind je nach Alter, Entwicklung und familiärem Umfeld sehr unterschiedlich. Diese Komplexität erfordert eine angemessene Pflege, bei der jedes Detail zählt, von der Wahl der Anästhesie bis hin zu den beruhigenden Worten, die einem ängstlichen Kind ins Ohr geflüstert werden.

Die Besonderheiten der Kinderchirurgie gehen weit über die Größe des Patienten hinaus. Die Pathologien sind unterschiedlich, ebenso wie die physiologischen Reaktionen auf Behandlungen. Angeborene Missbildungen beispielsweise sind Bedingungen, mit denen viele Kinderchirurgen konfrontiert sind und die Fähigkeiten und

Kenntnisse erfordern, die sich von denen anderer chirurgischer Bereiche unterscheiden.

Die Krankenschwester spielt in diesem Präzisionsballett, das die Kinderchirurgie darstellt, eine zentrale Rolle. Sie ist sowohl der Handwerker der Pflege als auch der Hüter des Wohlergehens des Kindes. Seine Rolle erstreckt sich über den Operationssaal hinaus. Er bereitet das Kind und seine Familie auf den Eingriff vor, sorgt für eine gute postoperative Genesung und unterstützt den jungen Patienten und seine Angehörigen psychologisch.

Kinderchirurgie ist die Verbindung von Wissenschaft und Menschlichkeit, und in diesem heiklen Tanz ist der Krankenpfleger eine unverzichtbare Stütze. Seine Aufgabe geht weit über den einfachen technischen Akt hinaus: Er baut eine Brücke zwischen der Medizin, dem Kind und seiner Familie und sorgt dafür, dass jede Phase mit Sanftheit, Kompetenz und Mitgefühl abläuft.

Geschichte der Kinderchirurgie

Die Kinderchirurgie, wie wir sie heute kennen, ist das Ergebnis einer langen medizinischen und gesellschaftlichen Entwicklung. Sie spiegelt nicht nur den technischen und wissenschaftlichen Fortschritt wider, sondern auch unsere sich ändernde Wahrnehmung von Kindern und ihren besonderen Bedürfnissen.

Die Antike hat nur wenige Aufzeichnungen über chirurgische Eingriffe an Kindern hinterlassen, obwohl einige alte Zivilisationen, wie die Ägypter, über umfassende Kenntnisse der Chirurgie und Medizin verfügten. Dennoch legen die Schriften nahe, dass Kinder oft wie kleine Erwachsene behandelt wurden, eine Sichtweise, die sich über Jahrtausende halten sollte.

Im Mittelalter wurde die medizinische Behandlung von Kindern weitgehend von pflanzlichen Heilmitteln und Gebeten dominiert. Chirurgische Eingriffe, die riskant waren und oft ohne Anästhesie durchgeführt wurden, waren die letzte Möglichkeit. Die ersten dokumentierten Operationen an Kindern waren oft Notfalleingriffe, wie Trepanation bei Schädelverletzungen oder das Öffnen von Abszessen.

Die Renaissance brachte ein erneutes Interesse an Wissenschaft und Medizin mit sich. Dennoch blieb die Chirurgie ein rudimentärer Beruf. Die Entdeckung der Anästhesie im 19. Jahrhundert war eine echte Revolution, die längere und weniger schmerzhafte Eingriffe ermöglichte. Kinder blieben jedoch oftmals von diesen Fortschritten ausgeschlossen, da ihre physiologischen Besonderheiten die Anwendung der neu entdeckten Anästhetika erschwerten.

Die Kinderchirurgie hat sich erst **im 20. Jahrhundert zu** einem eigenständigen Fachgebiet entwickelt. Die beiden Weltkriege führten trotz ihrer Schrecken zu bedeutenden Fortschritten bei der Behandlung von Traumata und Verbrennungen, von denen die Kinderchirurgie später profitieren sollte. Große Namen wie Robert E. Gross in den USA, dem 1938 die erste Herzoperation an einem Kind gelang, markierten einen Wendepunkt in diesem Fachgebiet.

Im letzten Jahrhundert entstanden auch spezielle Einrichtungen für die pädiatrische Versorgung, wie z.B. Kinderkrankenhäuser, die es ermöglichten, die Kompetenzen zu zentralisieren und die Forschung zu vertiefen. Mit der Miniaturisierung der Instrumente kamen die laparoskopische Chirurgie und die Robotik auf, die weniger invasive Eingriffe und eine schnellere Genesung für kleine Patienten ermöglichen.

Heute ist die Kinderchirurgie ein reiches und vielfältiges Fachgebiet, das nicht nur technische Fortschritte, sondern auch ein tiefes Verständnis für die besonderen Bedürfnisse von Kindern in physischer und psychologischer Hinsicht beinhaltet. Sie zeugt von einem langen Weg von einer Zeit, in der Kinder als Miniatur-Erwachsene betrachtet wurden, zu einer Zeit, in der ihre Einzigartigkeit voll anerkannt und wertgeschätzt wird.

Entscheidende Rolle des Krankenpflegers in der Kinderchirurgie

In dem heiklen Ballett der Kinderchirurgie ist der Chirurg der Solist, während die Pflegekraft der Maestro ist, der für einen reibungslosen Ablauf sorgt. Seine Anwesenheit und sein Fachwissen sind der Kitt, der alle Aspekte der Pflege zusammenhält und die Sicherheit, den Komfort und das Wohlbefinden des jungen Patienten gewährleistet.

Die Kinderkrankenschwester in der Kinderchirurgie ist mehr als nur eine Pflegekraft, sie hat eine vielseitige Rolle, die weit über den Operationssaal hinausgeht. Dies beginnt bereits bei der Voraufnahme, wo er die erste Anlaufstelle für den Patienten und seine Familie ist. Er beruhigt und erzieht sie und bereitet sie auf das Verfahren vor. Er beantwortet ihre Fragen, nimmt ihnen ihre Ängste und gibt ihnen wichtige Informationen darüber, was sie erwarten können.

Im Operationssaal ist der Krankenpfleger der Garant für die Sicherheit des Patienten. Er stellt sicher, dass alle Geräte ordnungsgemäß funktionieren, dass alle Instrumente vorhanden und sterilisiert sind und dass das Operationsfeld vorbereitet ist. Er spielt eine wesentliche Rolle bei der Überwachung der Lebenszeichen des Kindes und bei der Verabreichung der notwendigen Medikamente und Flüssigkeiten. Darüber hinaus arbeitet er eng mit dem Anästhesisten zusammen und sorgt dafür, dass das Kind während des gesamten Eingriffs bequem und schmerzfrei bleibt.

Wenn die Operation beendet ist, endet die Rolle des Krankenpflegers nicht. Im Aufwachraum ist er wieder anwesend, überwacht die Genesung des Patienten, lindert seine Schmerzen und tröstet noch einmal das Kind und seine Familie. Er gibt wichtige postoperative Ratschläge und stellt sicher, dass die Eltern wissen, wie sie ihr Kind zu Hause betreuen und wann sie medizinische Hilfe in Anspruch nehmen müssen.

Was den Krankenpfleger in der Kinderchirurgie jedoch wirklich auszeichnet, ist seine Fähigkeit, sich mit dem Kind auf einer menschlichen Ebene zu verbinden. Ob es darum geht, die Hand eines verängstigten Kindes zu halten oder eine Prozedur mit Hilfe eines Stofftieres zu erklären, der Krankenpfleger verwendet Kommunikationstechniken, die dem Alter und dem Verständnis des Kindes angepasst sind, damit es sich wohl fühlt.

Der Krankenpfleger in der Kinderchirurgie ist mehr als nur ein Gesundheitsfachmann. Er ist die Säule, auf der die chirurgische Erfahrung aufbaut, indem er klinische Kompetenz mit Mitgefühl verbindet. Er sorgt dafür, dass jeder Schritt, von der Vorbereitung bis zur Genesung, für das Kind und seine Familie so sanft wie möglich verläuft und macht ihn zu einem unverzichtbaren Akteur in der sensiblen Welt der Kinderchirurgie.

Kapitel 2:
DIE WELT DER PÄDIATRIE VERSTEHEN

Physiologie und Anatomie des Kindes

Das Eintauchen in die physiologische und anatomische Welt des Kindes ist wie das Betreten eines Landes, das sich ständig verändert. Im Gegensatz zu Erwachsenen, deren Anatomie stabil ist, weist das Kind einzigartige Merkmale auf, die sich im Laufe der Zeit schnell verändern. Das Verständnis dieser Nuancen ist für jeden, der im pädiatrischen Bereich arbeitet, von entscheidender Bedeutung.

1. Wachstum und Knochenentwicklung:
Von Geburt an besteht das Skelett des Kindes aus Knorpel, der nach und nach zu Knochen mineralisiert wird. Das Vorhandensein von Wachstumsplatten, Knorpelzonen am Ende der langen Knochen, ist von entscheidender Bedeutung. Sie ermöglichen die Verlängerung des Knochens bis zum Ende der Pubertät, wenn sie endgültig verkalken.

2. Kardiovaskuläres System:
Das Herz eines Neugeborenen ist im Verhältnis zu seinem Körper proportional größer als das eines Erwachsenen. Die normalen Werte für Herzfrequenz, Blutdruck und andere Parameter variieren ebenfalls mit dem Alter. Darüber hinaus sind bestimmte Herzstrukturen, wie das Foramen ovale, nur beim Fötus vorhanden und schließen sich kurz nach der Geburt.

3. Atmungssystem:
Die Atemwege eines Kindes sind kürzer und enger als die eines Erwachsenen. Dies macht das Kind anfälliger für

Infektionen und Verstopfungen. Außerdem atmen Kleinkinder bis zum Alter von 3 bis 6 Monaten hauptsächlich durch die Nase, was bei bestimmten chirurgischen Eingriffen von Bedeutung sein kann.

4. Verdauungssystem:
Er verändert sich mit dem Alter und der Ernährung. Ein Neugeborenes hat zum Beispiel einen kleinen Magen, der häufige Mahlzeiten erfordert. Die Leber und die Bauchspeicheldrüse, die für die Verdauung und Entgiftung zuständig sind, reifen in den ersten Lebensmonaten allmählich heran.

5. Nervensystem:
Bei der Geburt sind alle Neuronen bereits vorhanden, aber die Verbindungen zwischen ihnen, die Synapsen, bilden sich in der Kindheit in einem schnellen Tempo. Dies ist ein entscheidender Zeitraum für die kognitive, motorische und sensorische Entwicklung.

6. Nierensystem:
Die Nieren des Neugeborenen haben eine begrenzte Fähigkeit, den Urin zu filtern und zu konzentrieren, was Auswirkungen auf den Wasser- und Elektrolythaushalt hat.

7. Immunsystem:
Sie ist in ständiger Entwicklung. Kinder werden mit einer angeborenen Immunität geboren, aber die adaptive Immunität, die spezifische Krankheitserreger erkennt und bekämpft, entwickelt sich allmählich durch die Exposition gegenüber Krankheiten und Impfungen.

8. Endokrines System:
Es reguliert das Wachstum, den Stoffwechsel und die Pubertät und unterliegt großen Veränderungen, insbesondere während der Wachstumsschübe und der Adoleszenz.

Die Anatomie und Physiologie des Kindes ist ein faszinierendes Gebiet, das sich ständig verändert. Der Ansatz der Kinderpflege erfordert eine gründliche Kenntnis dieser Besonderheiten, um angemessene und wirksame Maßnahmen zu gewährleisten. Für medizinische Fachkräfte ist dies eine ständige Erinnerung daran, dass jedes Kind ein einzigartiges Individuum ist, das sich in einem Prozess der Veränderung befindet und daher besondere Aufmerksamkeit und Fachkenntnisse erfordert.

Wichtige Unterschiede zwischen einem Kind und einem Erwachsenen

Kindheit und Erwachsenenalter sind zwei unterschiedliche Abschnitte im Leben des Menschen, jeder mit seinen eigenen anatomischen, physiologischen, psychologischen und soziokulturellen Besonderheiten. Im Folgenden werden die wichtigsten Unterschiede erläutert:

1. Anatomie und Physiologie:
- **Größe und Proportionen:** Kinder haben im Allgemeinen einen größeren Kopf im Verhältnis zum Rest des Körpers, während sich die Proportionen mit zunehmendem Wachstum denen von Erwachsenen annähern.
- **Muskuloskelettales System:** Kinder haben weichere Knochen und Wachstumsplatten, was sie anfälliger für Knochenbrüche vom Typ "grüner Ast" macht.
- **Atmungssystem:** Kinder haben engere Atemwege, was sie anfälliger für Verstopfungen und Infektionen der Atemwege macht.
- **Stoffwechsel:** Der Stoffwechsel von Kindern ist im Allgemeinen schneller als der von Erwachsenen, was

die Körpertemperatur und den Energiebedarf beeinflusst.

2. Psychologische Entwicklung:

Die Kognition: Das Denken von Kindern ist im Allgemeinen eher konkret und wird in der Adoleszenz allmählich abstrakter.

Emotionen: Kinder können im Vergleich zu Erwachsenen Schwierigkeiten haben, ihre Emotionen zu erkennen, zu verstehen und auszudrücken.

Abhängigkeit vs. Unabhängigkeit: Kinder sind für ihre Fürsorge und Bedürfnisse weitgehend von Erwachsenen abhängig, während Erwachsene zur Autonomie tendieren.

3. Sozial und kulturell:

Lernen: Kinder sind im Allgemeinen empfänglicher und anpassungsfähiger, wenn es um das Erlernen neuer Fähigkeiten oder Sprachen geht.

Beziehungen: Kinder entwickeln Beziehungen, die hauptsächlich auf Spiel und gemeinsamen Aktivitäten beruhen, während Erwachsene Beziehungen aufbauen, die auf gegenseitigem Vertrauen, Unterstützung und gemeinsamen Interessen beruhen.

Verantwortung: Erwachsene übernehmen im Allgemeinen mehr Verantwortung, sei es finanziell, beruflich oder familiär.

4. Gesundheit und Wohlbefinden:

Immunreaktionen: Kinder sind oft anfälliger für Infektionen, da ihr Immunsystem noch in der Entwicklung ist.

Wachstum und Entwicklung: Kinder durchlaufen Phasen schnellen Wachstums, die eine besondere Nährstoff- und Energiezufuhr erfordern.

Reaktionen auf Medikamente: Der unterschiedliche Stoffwechsel von Kindern kann die Art und Weise, wie sie auf Medikamente reagieren, im Vergleich zu Erwachsenen beeinflussen.

5. Kommunikation:

Verbaler Ausdruck: Die Kinder haben einen begrenzten Wortschatz und können Schwierigkeiten haben, ihre Bedürfnisse oder Schmerzen auszudrücken.

Verständnis: Kinder brauchen manchmal einfache und konkrete Erklärungen, die ihrem Entwicklungsstand entsprechen.

Die Unterschiede zwischen Kindern und Erwachsenen sind weitreichend und multifaktoriell und beeinflussen maßgeblich die Art und Weise, wie wir mit ihnen interagieren, sie pflegen und auf ihre Bedürfnisse eingehen. Eine sorgfältige Berücksichtigung dieser Unterschiede ist entscheidend für eine angemessene und effektive Pflege, sei es im medizinischen, pädagogischen oder sozialen Bereich.

Emotionale und psychologische Herausforderungen

In der Kinderchirurgie sind die technischen und medizinischen Herausforderungen zahlreich, aber nicht die einzigen. Ebenso wichtig sind die emotionalen und psychologischen Herausforderungen, die sowohl den Patienten als auch seine Familie und sogar das medizinische Team betreffen.

1. Für das Kind:

Angst vor dem Unbekannten: Das Krankenhaus, chirurgische Instrumente, Menschen in weißen Kitteln - alles ist neu und kann für ein Kind erschreckend sein.

Trennung: Die Trennung von den Eltern oder Vormündern während der Operation kann zu erhöhter Angst führen.

Begrenztes Verständnis: Jüngere Kinder können Schwierigkeiten haben, die Notwendigkeit der Intervention zu verstehen, was ihre Ängste verstärken kann.

Postoperatives Trauma: Schmerzen, Narben oder die bloße Erfahrung einer Operation können psychologische Folgen haben.

2. Für die Eltern oder den Vormund:

Gefühl der Hilflosigkeit: Ein Kind leiden oder ängstlich sein zu sehen, ohne direkt eingreifen zu können, ist äußerst schwierig.

Schuldgefühle: Manche Eltern fühlen sich schuldig und fragen sich, ob sie die Operation hätten vermeiden können.

Sorge um den Ausgang: Jeder chirurgische Eingriff ist mit Risiken verbunden und die Wartezeit kann für die Eltern sehr belastend sein.

Umgang mit Emotionen: Eltern müssen oft ihre eigenen Ängste verbergen, um ihr Kind zu beruhigen, was anstrengend sein kann.

3. Für das medizinische Team:

Angemessene Kommunikation: Es ist eine Herausforderung, einem Kind die Verfahren auf verständliche Weise zu erklären, ohne es zu erschrecken.

Umgang mit elterlichen Ängsten: Das Gesundheitspersonal muss die Eltern beruhigen und informieren und sich dabei auf das Wohl des Kindes konzentrieren.

Persönliche Betroffenheit: Die Behandlung von Kindern kann emotional schwierig sein, insbesondere wenn Komplikationen auftreten.

Zusammenarbeit mit anderen Spezialisten: Psychologen, Sozialarbeiter und genetische Berater können erforderlich sein, um spezifische Aspekte der Behandlung und Nachsorge zu behandeln.

4. Langfristig:

Soziale Stigmata: Eine Narbe oder Entstellung kann zu Spott oder unangenehmen Fragen von Gleichaltrigen führen.

Psychologische Betreuung: Bei manchen Kindern kann eine Betreuung erforderlich sein, um das Trauma oder die Folgen der Operation zu behandeln.

Familiäre Auswirkungen: Die Erfahrung einer Operation kann dauerhafte Auswirkungen auf die Familiendynamik haben, so dass manchmal externe Unterstützung erforderlich ist.

Die Berücksichtigung dieser emotionalen und psychologischen Herausforderungen ist entscheidend, um eine möglichst positive chirurgische Erfahrung für das Kind und seine Familie zu gewährleisten. Dies erfordert eine transparente Kommunikation, kontinuierliche Unterstützung und eine multidisziplinäre Zusammenarbeit, um jeden Aspekt des Wohlergehens des Patienten zu berücksichtigen.

Kapitel 3:
DIE ROLLE DES KRANKENPFLEGERS IN DER KINDERCHIRURGIE

Präoperative Vorbereitung: Bewertung, Unterweisung und Beruhigung

Die präoperative Vorbereitung spielt eine wesentliche Rolle für den Erfolg jedes chirurgischen Eingriffs, insbesondere in der Kinderchirurgie. Sie ist eine Phase, in der die medizinische Beurteilung, die Aufklärung des Patienten und seiner Familie sowie die Beruhigung zusammenlaufen, um einen optimalen Ablauf der Operation zu gewährleisten.

1. Bewertung:
   - **Körperliche Untersuchung:** Die Beurteilung des allgemeinen körperlichen Zustands des Kindes ist von entscheidender Bedeutung. Sie hilft, mögliche Anomalien oder Komorbiditäten zu erkennen, die den Eingriff oder die Anästhesie erschweren könnten.
   - **Medizinische Vorgeschichte:** Eine vollständige Kenntnis der Vorgeschichte hilft, Risiken zu antizipieren. Dazu gehören Allergien, Medikamente, die das Kind einnimmt, und frühere Operationen.
   - **Zusätzliche Untersuchungen:** Je nach Art des Eingriffs können Tests wie Blutuntersuchungen, Röntgenaufnahmen oder EKGs erforderlich sein.
2. Unterricht:
   - **Über das Verfahren:** Erklären Sie in einfachen, aber präzisen Worten, was während der Operation passieren wird. Die Verwendung von visuellen Hilfsmitteln kann dem Kind helfen, das Geschehen besser zu verstehen.

Körperliche Vorbereitung: Beratung darüber, ob vor der Operation gefastet werden muss, ob Medikamente eingenommen werden dürfen oder ob eine spezielle Pflege erforderlich ist.

Nach der Operation: Informieren Sie das Kind und seine Eltern darüber, was nach der Operation zu erwarten ist, wie lange der Krankenhausaufenthalt voraussichtlich dauern wird und welche Warnzeichen nach der Operation zu erwarten sind.

3. Beruhigung:

Präoperativer Besuch: Wenn das Kind den Operationssaal oder den Aufwachraum im Voraus besichtigen darf, kann dies die Angst vor dem Unbekannten verringern.

Elterliche Anwesenheit: Wenn möglich, kann es das Kind beruhigen, wenn die Eltern bis zur Einleitung der Anästhesie anwesend sind.

Geschultes Personal: Stellen Sie sicher, dass das Personal, das mit dem Kind in Kontakt kommt, in pädiatrischen Kommunikationstechniken wie dem therapeutischen Spiel geschult ist.

Anxiolytika: In einigen Fällen, wenn die Angst des Kindes zu groß ist, kann die Verabreichung von Anxiolytika nach Rücksprache mit den Eltern in Betracht gezogen werden.

4. Interdisziplinäre Zusammenarbeit:

Pädiatrisches Team: Die Beteiligung von Kinderärzten, Kinderanästhesisten und Kinderkrankenschwestern gewährleistet eine angemessene Behandlung.

Psychologen und Sozialarbeiter: Sie können bei der Vorbereitung und Beruhigung des Kindes helfen und den Eltern Unterstützung bieten.

Andere Spezialisten: Je nach Art der Intervention können andere Spezialisten wie Ernährungsberater, Physiotherapeuten oder Logopäden einbezogen werden.

Die präoperative Vorbereitung in der Kinderchirurgie ist eine komplexe und vielschichtige Phase. Ihr Erfolg hängt von einer sorgfältigen Bewertung, einer angemessenen Ausbildung und einer kontinuierlichen Beruhigung ab, die technische Kompetenzen und Beziehungsfähigkeit im Dienste des Wohlergehens des Kindes vereint.

Intraoperative Unterstützung: Überwachung, Intervention und Zusammenarbeit

Die intraoperative Phase, in der sich das Kind einer Operation unterzieht, ist eine kritische Zeit, in der die klinischen und zwischenmenschlichen Fähigkeiten des chirurgischen Teams auf die Probe gestellt werden. Die intraoperative Unterstützung erfordert eine ständige Überwachung, angemessene Interventionen und eine enge Zusammenarbeit zwischen den verschiedenen beteiligten Berufsgruppen.

1. Beaufsichtigung:
  - **Physiologische Überwachung:** Die Verwendung von Monitoren zur Überwachung der Vitalzeichen des Kindes (Herzfrequenz, Sauerstoffsättigung, Blutdruck) ist wichtig, um Anzeichen von Instabilität frühzeitig zu erkennen.
  - **Anästhesieüberwachung:** Der Anästhesist überwacht die Tiefe der Anästhesie und stellt sicher, dass das Kind bewusstlos und schmerzfrei bleibt, während die Physiologie stabil bleibt.
  - **Kontinuierliche Bewertung:** Zusätzlich zu den Überwachungsgeräten ist die direkte und regelmäßige klinische Beobachtung durch das Team von

entscheidender Bedeutung, um Probleme vorherzusehen oder zu erkennen.

2. Intervention:

Chirurgische Techniken: Kinderchirurgen, die speziell für die Besonderheiten der Anatomie und Physiologie des Kindes ausgebildet sind, führen die Eingriffe mit größter Präzision durch.

Umgang mit unvorhergesehenen Ereignissen: Im Falle von Blutungen, anatomischen Schwierigkeiten oder anderen Komplikationen muss das Team schnell eingreifen, um die Situation zu stabilisieren.

Anpassung der **Anästhesie:** Der Anästhesist kann die Anästhesiemedikamente und -gase entsprechend den Bedürfnissen des Kindes und dem Verlauf der Operation anpassen.

3. Zusammenarbeit:

Reibungslose Kommunikation: Ein ständiger Informationsaustausch zwischen dem Chirurgen, dem Anästhesisten, den Krankenschwestern und anderen Teammitgliedern ist für eine optimale Behandlung unerlässlich.

Rolle der OP-Schwester: Die OP-Schwester in der Kinderchirurgie spielt eine zentrale Rolle, indem sie bei den chirurgischen Aufgaben hilft, die Vorbereitung und Sterilisation der Instrumente sicherstellt und als Kommunikationsrelais fungiert.

Spezialisierte Konsultationen: Je nach Art der Operation und möglicher Komplikationen können während des Verfahrens weitere Spezialisten wie Kardiologen, Nephrologen oder Radiologen hinzugezogen werden.

4. Beruhigung der Familie:

Regelmäßige Updates: Die Familie über den Verlauf der Operation zu informieren, kann helfen, die Angst zu lindern.

Wartebereich: Die Bereitstellung eines komfortablen und beruhigenden Bereichs für die Familien während der Operation ist für ihr Wohlbefinden von entscheidender Bedeutung.

Die intraoperative Unterstützung in der Kinderchirurgie ist ein koordiniertes Ballett von Fähigkeiten und Fachkenntnissen. Jedes Teammitglied spielt eine Schlüsselrolle bei der Gewährleistung der Sicherheit und Effizienz des Verfahrens und stellt sicher, dass das Kind und seine Familie in jeder Phase unterstützt und beruhigt werden.

Postoperative Erholung: Überwachung, Schmerzen und Erziehung

Die postoperative Phase in der Kinderchirurgie ist entscheidend für eine schnelle und sichere Genesung des Kindes. Diese Zeit erfordert eine sorgfältige Überwachung, eine angemessene Schmerzbehandlung und eine kontinuierliche Aufklärung des Kindes und seiner Familie.

1. Beaufsichtigung:

Kontinuierliche Überwachung: Nach dem Eingriff wird das Kind in der Regel in den Aufwachraum gebracht, wo die Vitalzeichen (Herzfrequenz, Sauerstoffsättigung, Blutdruck) kontinuierlich überwacht werden.

Neurologische Beurteilung: Sicherstellen, dass das Kind richtig aus der Narkose erwacht, auf Stimuli reagiert und seine motorischen und sensorischen Funktionen wiedererlangt.

Wundbeobachtung: Überprüfen Sie die Operationsstellen regelmäßig auf Anzeichen von Infektionen, Blutungen oder anderen Komplikationen.

2. Schmerzmanagement:

Regelmäßige Beurteilung: Verwenden Sie Schmerzskalen, die dem Alter und der Entwicklung des Kindes angepasst sind, um das Ausmaß der Schmerzen zu beurteilen.

Medikation: Verabreichung von Schmerzmitteln, ob oral, intravenös oder auf andere Weise, je nach Bedarf des Kindes und der Art des Eingriffs.

Nicht-pharmakologische Techniken: Verwenden Sie Techniken wie therapeutisches Spiel, Ablenkung oder Entspannung, um Schmerzen und Ängste zu reduzieren.

3. Bildung:

Wundversorgung: Unterrichten Sie die Familie über die Pflege von chirurgischen Einschnitten, über die Anzeichen einer Infektion, auf die zu achten ist, und über die Verabreichung von Medikamenten.

Bewegung und Aktivität: Informieren Sie die Familie und das Kind über das empfohlene Aktivitätsniveau nach der Operation, die zu vermeidenden Bewegungen und die erforderlichen Rehabilitationsschritte.

Ernährung und Flüssigkeitszufuhr: Bereitstellung von Richtlinien für die Wiederaufnahme der Ernährung, welche Nahrungsmittel bevorzugt und welche vermieden werden sollten.

Medizinische Betreuung: Erklären Sie die Bedeutung der Nachsorgetermine, die durchzuführenden Untersuchungen und die Warnzeichen, auf die Sie achten sollten.

4. Emotionale Unterstützung:

Beruhigung des Kindes: Die Zeit nach der Operation kann für das Kind eine Quelle der Angst sein. Es ist wichtig, das Kind zu beruhigen und seine Fragen zu beantworten.

Unterstützung der Eltern: Bereitstellung eines Raums zum Zuhören und für Gespräche mit den Eltern, die aufgrund der Operation ihres Kindes Stress oder Schuldgefühle haben können.

Die postoperative Phase ist eine heikle Zeit, in der Pflege und Aufmerksamkeit von größter Bedeutung sind, um eine optimale Genesung zu gewährleisten. Eine offene und kontinuierliche Kommunikation mit dem Kind und seiner Familie sowie eine strenge klinische Überwachung und eine wirksame Schmerzbehandlung sind der Schlüssel zu einer erfolgreichen Genesung.

Kapitel 4:
TECHNIK UND
SPEZIFISCHE VERFAHREN

Chirurgische Instrumente in der Pädiatrie

Die Kinderchirurgie stellt aufgrund der geringen Größe der Patienten und ihrer delikaten anatomischen Strukturen einzigartige Herausforderungen dar. Daher sind die in der Pädiatrie verwendeten chirurgischen Instrumente häufig miniaturisierte Versionen der in der Erwachsenenchirurgie verwendeten Instrumente. Hier ein Überblick über die in der Kinderchirurgie üblicherweise verwendeten chirurgischen Instrumente:

1. Dissektions- und Schneideinstrumente:
    - **Skalpell: Ein** scharfes Instrument, das zum Einschneiden von Haut und anderen Geweben verwendet wird. Die pädiatrischen Klingen sind kleiner und dünner als die in der Erwachsenenchirurgie verwendeten.
    - **Chirurgische Schere:** Diese **Schere ist** in verschiedenen Größen und Formen erhältlich und wird zum Schneiden von Weichgewebe verwendet.
    - **Dissektionsklemme: Wird** zum Greifen und Halten von Gewebe während der Dissektion verwendet.
2. Hämostase-Instrumente:
    - **Hämostatische Klemme:** Zum Abklemmen und Abbinden von Blutgefäßen, um Blutungen zu verhindern oder zu stoppen.
    - **Nadeln und Fäden: Werden** zum Nähen von Gewebe verwendet. Die Größen und Arten von Fäden sind speziell auf die Pädiatrie abgestimmt.

3. Greifinstrumente:

Anatomische Pinzette: Sie dient zum Greifen und Stabilisieren von Weichgewebe während der Operation.

Nadelhalter: Wird verwendet, um die Nadel beim Nähen zu halten.

4. Ausstellungsinstrumente:

Retraktoren: Sie halten die Inzisionen offen, um einen klaren Zugang zur Operationsstelle zu ermöglichen. Pädiatrische Retraktoren sind oft kleiner und empfindlicher.

Spekulum: Wird verwendet, um Körperhöhlen wie das Ohr oder das Rektum zu öffnen und zu visualisieren.

5. Spezialisierte Instrumente:

Trokar: Wird in der laparoskopischen Chirurgie verwendet und ermöglicht das Einführen von chirurgischen Instrumenten in die Körperhöhle durch einen kleinen Einschnitt.

Endoskop: Ein Instrument mit einer Kamera, mit dem das Innere des Körpers bei minimal invasiven Operationen betrachtet werden kann.

6. Drainage- und Absauginstrumente:

Spritzen und Katheter: Werden zur Ableitung von Flüssigkeiten oder zur Verabreichung von Medikamenten verwendet.

Chirurgische Absaugvorrichtung: Dient zur Absaugung von Körperflüssigkeiten oder Ablagerungen aus dem Operationsbereich.

7. Instrumente zur Knochenfixierung:

Stifte, Schrauben und Platten: Werden in der pädiatrischen orthopädischen Chirurgie zur Fixierung von Knochenbrüchen oder zur Korrektur von Knochendeformationen verwendet.

Die Besonderheiten der Kinderchirurgie erfordern eine hohe Präzision und Instrumente, die an die Größe und

Zerbrechlichkeit der Patienten angepasst sind. Die Kenntnis und Beherrschung dieser Instrumente ist für jeden in diesem Bereich tätigen Arzt unerlässlich.

Pädiatrische Anästhesietechniken

Die Kinderanästhesie, die für die Durchführung von chirurgischen Eingriffen bei Kindern unerlässlich ist, ist eine Spezialität für sich, die aufgrund der physiologischen und psychologischen Besonderheiten von Kindern eine besondere Fachkenntnis erfordert. Die Anästhesietechniken sind auf das Alter, die Größe, den Gesundheitszustand des Kindes und die Art der Operation abgestimmt. Hier ein Überblick über die üblicherweise verwendeten Techniken:

1. Allgemeine Anästhesie:
   - **Inhalatorische Induktion:** Dies ist oft die Methode der Wahl für Kinder, die Angst vor Injektionen haben. Das Kind atmet über eine Maske ein Anästhesiegas ein, das häufig mit Sauerstoff vermischt ist.
   - **Intravenöse Induktion:** Sobald der venöse Zugang hergestellt ist, wird ein Anästhetikum injiziert. Dies ist üblich bei älteren Kindern oder bei Kindern, die bereits einen intravenösen Katheter haben.
   - **Aufrechterhaltung:** Nach der Einleitung wird die Anästhesie entweder durch inhalative oder intravenöse Mittel aufrechterhalten, häufig durch eine Kombination von beiden.
2. Regionale Anästhesie:
   - **Rachianästhesie:** Injektion eines Lokalanästhetikums in den Subarachnoidalraum der Wirbelsäule. Sie wird bei Operationen im Bereich des Unterkörpers eingesetzt.
   - **Periduralanästhesie:** Ähnlich wie die Spinalanästhesie, aber das Anästhetikum wird in den Epiduralraum

injiziert. Die Epiduralanästhesie kann zur Behandlung von postoperativen Schmerzen eingesetzt werden.

Periphere Nervenblockade: Das Anästhetikum wird um einen Nerv oder eine Gruppe von Nerven herum injiziert, um einen bestimmten Bereich des Körpers zu betäuben.

3. Bewusste Sedierung:
   Sie wird häufig bei kürzeren oder weniger invasiven Verfahren eingesetzt. Das Kind ist entspannt und kann wach, aber schmerzunempfindlich sein.

4. Prämedikation:
   Die Verabreichung eines Medikaments vor der Anästhesie, oft um die Angst des Kindes zu reduzieren. Dies kann durch orale, nasale oder intravenöse Medikamente erfolgen.

5. Besondere Techniken:
   Vollständige intravenöse Anästhesie (TIVA): Verwendet nur intravenöse Mittel zur Aufrechterhaltung der Anästhesie. Dies kann bei bestimmten Eingriffen oder Situationen von Vorteil sein.

   Nicht-pharmakologische Induktionstechniken: Die Verwendung von Ablenkungsmethoden, wie Videos, Spiele oder die Anwesenheit der Eltern, um die Angst des Kindes während der Induktion zu reduzieren.

Besondere Erwägungen bei der pädiatrischen Anästhesie:
   Kinder haben ein erhöhtes Risiko, während der Operation zu unterkühlen, was die Notwendigkeit von Wärmetechniken begründet.

   Der Luftweg des Kindes ist anatomisch anders als der des Erwachsenen, was eine besondere Expertise bei der Intubation erfordert.

   Kinder haben eine eingeschränkte Funktionsfähigkeit der Organe, was die Auswahl und Dosierung der Anästhesiemedikamente beeinflussen kann.

Die Behandlung der postoperativen Schmerzen ist für eine schnelle und angenehme Genesung von entscheidender Bedeutung.

Die pädiatrische Anästhesie ist eine Zusammenarbeit zwischen dem Anästhesisten, dem Kind, den Eltern und dem Operationsteam. Eine effektive Kommunikation und das Verständnis der spezifischen Bedürfnisse des Kindes sind für einen sicheren und effektiven Verlauf der Anästhesie von entscheidender Bedeutung.

Besonderheiten von Einschnitten und Nähten bei Kindern

Die Haut von Kindern unterscheidet sich in vielerlei Hinsicht von der von Erwachsenen: Sie ist dünner, elastischer, hat eine andere Vaskularisierung und eine schnelle Heilungsfähigkeit. Diese Unterschiede erfordern spezielle Techniken für Einschnitte und Nähte in der Kinderchirurgie.

1. Inzisionen:
   Präzision: Aufgrund der geringen Größe vieler Organe und Strukturen bei Kindern müssen die Einschnitte äußerst präzise sein, um unnötige Schäden zu vermeiden.
   Größe: Die Inzisionen sind im Allgemeinen kleiner, insbesondere mit dem Aufkommen kindgerechter minimalinvasiver Operationstechniken.
   Lage: Die Lage der Einschnitte wird nicht nur aufgrund des chirurgischen Zugangs gewählt, sondern auch unter Berücksichtigung ästhetischer Gesichtspunkte, da die Narben mit dem Kind weiterwachsen werden.

2. Nähte:

Materialien: Die bei Kindern verwendeten Nähfäden sind oft dünner als die bei Erwachsenen verwendeten. Resorbierbare Fäden werden bevorzugt, insbesondere bei tiefen oder inneren Nähten, da sie die Notwendigkeit einer nachträglichen Entfernung ausschließen.

> **Techniken:** Die Nahttechniken sollten eine minimale Spannung auf der Haut gewährleisten, was eine schnellere Heilung ermöglicht und das Risiko von hypertrophen Narben oder Keloiden verringert.

> **Subkutane Nähte:** Diese inneren Nähte werden häufig verwendet, um die Wundränder zusammenzuziehen und die Spannung auf der Haut zu verringern. Sie sind in der Regel resorbierbar.

> **Oberflächliche Nähte:** Diese können je nach Lage und Art der Wunde resorbierbar oder nicht resorbierbar sein. Die Nähte werden so platziert, dass sie die Wundränder genau abdecken.

Hautkleber: Bei kleinen Wunden oder solchen mit gut zusammenpassenden Rändern können Hautkleber anstelle von herkömmlichem Nahtmaterial verwendet werden.

Wundversorgung: Es ist wichtig, die Eltern oder Erziehungsberechtigten über die Wundversorgung zu informieren, um Infektionen zu vermeiden und eine gute Wundheilung zu gewährleisten.

3. Besondere Erwägungen:

Heilung: Die Haut von Kindern neigt dazu, schneller zu heilen als die von Erwachsenen. Es ist jedoch wichtig, dass die Heilung so ästhetisch akzeptabel wie möglich ist.

Risiken: Kinder sind anfälliger für Reaktionen auf bestimmte Nahtmaterialien oder Klebstoffe. Außerdem sind Kinder aktiver, was das Risiko eines Risses oder einer Verschiebung des Nahtmaterials erhöhen kann.

Schmerzbehandlung: Schmerzen und Unannehmlichkeiten im Zusammenhang mit Einschnitten und Nähten müssen sorgfältig behandelt werden, indem eine Kombination aus örtlicher Betäubung, Schmerzmitteln und manchmal Ablenkungstechniken verwendet wird.

Die chirurgische Behandlung von Kindern erfordert eine besondere Aufmerksamkeit für Details, eine einwandfreie Technik und eine gründliche Kenntnis der anatomischen und physiologischen Besonderheiten von Kindern. Obwohl der Heilungsprozess bei Kindern möglicherweise schneller verläuft, ist die Bedeutung einer ästhetischen und funktionellen Wundheilung für ihr zukünftiges Wachstum und ihre Entwicklung von entscheidender Bedeutung.

Kapitel 5:
HÄUFIGE ERKRANKUNGEN

Angeborene Missbildungen

Angeborene Fehlbildungen, auch als kongenitale Anomalien bezeichnet, sind strukturelle oder funktionelle Veränderungen, die bei der Geburt vorhanden sind. Sie können das Ergebnis von genetischen Faktoren, Umweltfaktoren oder einer Kombination aus beiden sein. Die Intervention der Kinderkrankenschwester in der Kinderchirurgie ist bei der Behandlung dieser Erkrankungen von entscheidender Bedeutung, sowohl auf chirurgischer Ebene als auch auf emotionaler und erzieherischer Ebene für die betroffenen Familien.

1. Arten angeborener Missbildungen:
   Kardial: Diese Anomalien können Löcher zwischen den Herzkammern, abnormale Herzklappen oder fehlgebildete Blutgefäße umfassen.
   Digestive: Beispiele: Ösophagusatresie, Darmfehlbildung, Gaumen- oder Lippenspalten.
   Urethral: Wie vesikoureteraler Reflux oder Nierenagenesie.
   Muskuloskelettaler Bereich: Hüftdysplasie, Klumpfuß, etc.
   Neurologisch: Anenzephalie, Spina bifida, Hydrocephalus.
   Chromosomen: Trisomie 21 (Down-Syndrom), Trisomie 18, Turner-Syndrom, u.a.
2. Ursachen und Risikofaktoren:
   Genetisch: Chromosomenanomalien oder spezifische Genmutationen.

Umwelt: Exposition gegenüber bestimmten Infektionen, Medikamenten, Drogen oder anderen teratogenen Stoffen während der Schwangerschaft.

Mütterliche Faktoren: fortgeschrittenes Alter, Diabetes, Alkoholkonsum, Rauchen, Unterernährung.

Nicht bekannt: In vielen Fällen ist die genaue Ursache unklar.

3. Diagnose und Bewertung:

Pränatales Screening: Ultraschall, Bluttests, Amniozentese und Chorionzottenbiopsie.

Postnatale Beurteilung: Körperliche Untersuchung, bildgebende Verfahren (Röntgen, MRT, Ultraschall) und genetische Tests.

4. Chirurgische Behandlung:

Ziele: Korrektur der Anomalie, Verbesserung der Funktion und Verbesserung der Lebensqualität.

Planung: Basierend auf dem Schweregrad der Fehlbildung, dem Alter des Patienten und anderen medizinischen Faktoren.

Rehabilitation: Physikalische Therapien, Beschäftigungstherapie und regelmäßige Überwachung, um eine optimale Entwicklung zu gewährleisten.

5. Rolle des Krankenpflegers:

Aufklärung: Informieren Sie die Eltern über die Fehlbildung, die Behandlungsmöglichkeiten und die langfristigen Aussichten.

Emotionale Unterstützung: Psychologische Unterstützung für Familien und Kinder, ggf. in Zusammenarbeit mit Psychologen oder Sozialarbeitern.

Prä- und postoperative Pflege: Vorbereitung des Kindes auf die Operation, postoperative Überwachung, Schmerzmanagement und Unterricht in häuslicher Pflege.

Angeborene Missbildungen sind vielfältig und ihre Behandlung erfordert einen multidisziplinären Ansatz. Das Pflegepersonal spielt eine zentrale Rolle bei der Koordinierung der Pflege, der Aufklärung und der Unterstützung der Patienten und ihrer Familien während des gesamten Behandlungsprozesses.

Pädiatrische Tumore

Obwohl pädiatrische Tumore seltener sind als die bei Erwachsenen auftretenden, stellen sie sowohl in Bezug auf die Diagnose als auch auf die Behandlung einzigartige Herausforderungen dar. Diese Tumoren können gutartig oder bösartig sein. Der Behandlungsansatz ist oft multidisziplinär und umfasst Chirurgen, Onkologen, Radiologen, Pathologen und natürlich spezialisierte Krankenschwestern.

1. Arten von pädiatrischen Tumoren:
   - **Tumore des zentralen Nervensystems:** Wie Medulloblastom und Hirnstamm-Gliom.
   - **Leukämie:** Wie die akute lymphoblastische Leukämie, die häufigste Form bei Kindern.
   - **Knochentumore:** Wie Osteosarkome und Ewing-Sarkome.
   - **Neuroblastom:** Ein Tumor, der sich in der Regel in den kleinen Nebennieren entwickelt.
   - **Nierentumore:** Wie das Nephroblastom oder der Wilms-Tumor.
   - **Lymphome:** Wie das Hodgkin-Lymphom und das Non-Hodgkin-Lymphom.
   - **Rhabdomyosarkom: Ein** Tumor der Muskeln.
2. Ätiologie und Risikofaktoren:
   - **Genetisch:** Bestimmte genetische Mutationen oder erbliche Syndrome können das Risiko erhöhen.

Umweltbelastungen: Bestimmte Stoffe können das Risiko erhöhen, obwohl die genauen Ursachen der meisten Krebsarten bei Kindern weitgehend unbekannt sind.

3. Diagnose und Bewertung:

   Symptome: Variiert je nach Art und Lage des Tumors.

   Bildgebung: MRT, CT, Ultraschall und Knochenszintigraphien.

   Biopsie: Wesentlich für die Bestimmung der Art und des Grades des Tumors.

   Bluttests: Zur Beurteilung der Organfunktion und zum Nachweis von Krebszellen.

4. Behandlungen:

   Chirurgie: Zur Entfernung des Tumors.

   Chemotherapie: Verwendet Medikamente, um Krebszellen abzutöten oder ihre Vermehrung zu stoppen.

   Strahlentherapie: Verwendet Strahlung, um Krebszellen anzusprechen und abzutöten.

   Gezielte Therapien und Immuntherapie: Neuere Behandlungen, die spezifisch auf die Eigenschaften der Krebszellen abzielen oder das Immunsystem des Kindes gegen den Krebs stärken.

5. Rolle des Krankenpflegers:

   Aufklärung: Informieren Sie die Familie über die Krankheit, die Behandlung und die möglichen Nebenwirkungen.

   Symptommanagement: Hilft bei der Bewältigung von Schmerzen, Müdigkeit, Übelkeit oder anderen Nebenwirkungen.

   Emotionale Unterstützung: Psychologische Unterstützung für das Kind und seine Familie angesichts des Stresses und der Angst, die mit der Diagnose und der Behandlung verbunden sind.

   Koordination der Pflege: Arbeiten Sie mit anderen Mitgliedern des Gesundheitsteams zusammen, um sicherzustellen, dass das Kind eine umfassende und kohärente Pflege erhält.

Nachsorge: Führen Sie eine regelmäßige Nachsorge durch, um die Anzeichen eines Rückfalls und mögliche Spätkomplikationen der Behandlung zu überwachen.

Die Diagnose eines Tumors bei einem Kind ist eine der schwierigsten Herausforderungen für eine Familie. Das Pflegepersonal spielt eine entscheidende Rolle bei der Sicherstellung, dass das Kind und seine Familie die notwendige Pflege, Unterstützung und Aufklärung erhalten, während sie diese Prüfung durchlaufen.

Trauma und chirurgische Notfälle

Traumata und chirurgische Notfälle bei Kindern erfordern eine schnelle und effiziente Behandlung, um lebensbedrohliche Komplikationen zu vermeiden. Im Gegensatz zu Erwachsenen weisen Kinder anatomische und physiologische Besonderheiten auf, die das Auftreten von Symptomen und die Reaktion auf Behandlungen beeinflussen können. Das Pflegepersonal spielt bei der Notfallbehandlung eine Schlüsselrolle.

1. Arten von Verletzungen und Notfällen:

Kopfverletzungen: Gehirnerschütterung, Prellungen, Hirnblutungen.

Thoraxtrauma: Lungenkontusionen, Pneumothorax, Hämopneumothorax.

Abdominaltrauma: Verletzung der inneren Organe wie Leber, Milz, Darm.

Knochenbrüche: Je nach Lage und Schweregrad können einige einen chirurgischen Eingriff erfordern.

Verbrennungen: Bewertung der Tiefe, der Fläche und des Ortes.

Akute Darmobstruktionen: Wie z.B. Darminvagination oder Okklusion.

2. Anzeichen und Symptome:

Variabilität: Kinder zeigen möglicherweise trotz einer schweren Verletzung keine unmittelbaren Symptome.

Beobachtung: Weinen, Unruhe, Schläfrigkeit oder andere Verhaltensänderungen können Warnzeichen sein.

3. Bewertung und Diagnose:

Schnelle körperliche Untersuchung: Beurteilung des Bewusstseinszustandes, der Atmung, des Kreislaufs.

Bildgebung: Röntgen, Ultraschall, CT je nach klinischem Verdacht.

Laboruntersuchungen: Blutuntersuchungen, um die Funktion der Organe zu beurteilen und mögliche Blutungen zu erkennen.

4. Sofortige Interventionen:

Stabilisierung: Freie Luftwege, Stabilisierung der Atmung und des Kreislaufs.

Wiederbelebung: Bei einem Herzkreislaufstillstand ist eine dem Alter des Kindes angepasste Wiederbelebung von entscheidender Bedeutung.

Schmerzmanagement: Verabreichung von geeigneten Schmerzmitteln und Überwachung der Nebenwirkungen.

5. Rolle des Krankenpflegers:

Tri: Schnelle Einschätzung des Schweregrads und Überweisung an die richtige Versorgungsebene.

Sofortige Versorgung: Anlegen von Venenkanälen, Verabreichung von Medikamenten, Überwachung der Vitalparameter.

Kommunikation: Informieren Sie die Ärzte über jede Änderung des Zustands des Kindes und beruhigen Sie die Familie.

Vorbereitung auf die Operation: Wenn eine Operation erforderlich ist, bereiten Sie das Kind und die Familie vor und holen Sie die erforderlichen Einwilligungen ein.

Postoperative Pflege: Überwachung der Anzeichen von Komplikationen, Schmerzmanagement, Schulung für die häusliche Pflege.

Traumata und chirurgische Notfälle bei Kindern sind nicht nur für das Kind und seine Familie, sondern auch für das Pflegepersonal eine belastende Situation. Die Schnelligkeit der Intervention, die Genauigkeit der Diagnose und die Qualität der Pflege sind von entscheidender Bedeutung. Das Pflegepersonal, das im Mittelpunkt dieser Behandlung steht, muss Kompetenz, Reaktionsfähigkeit und Mitgefühl zeigen, um dem verletzten oder kranken Kind die bestmögliche Behandlung zukommen zu lassen.

Kapitel 6:
UMGANG MIT SCHMERZEN BEI EINEM OPERIERTEN KIND

Beurteilung pädiatrischer Schmerzen

Schmerzen bei Kindern, die oft unterschätzt oder falsch interpretiert werden, stellen eine große Herausforderung für das Gesundheitspersonal dar. Schmerzen sind subjektiv und ihre Ausprägung kann je nach Alter, Entwicklung und Kultur des Kindes variieren. Eine genaue Beurteilung ist entscheidend, um eine angemessene Behandlung zu gewährleisten und psychologische oder physiologische Folgen zu vermeiden.

1. Bedeutung der Bewertung:
   - **Anerkennung:** Jedes Kind hat das Recht auf eine Beurteilung seiner Schmerzen.
   - **Mögliche Auswirkungen:** Unbehandelte Schmerzen können sich auf die Entwicklung, das Verhalten und die Lebensqualität des Kindes auswirken.
2. Schwierigkeiten bei der Bewertung:
   - **Kommunikation:** Kinder, insbesondere jüngere Kinder, können Schwierigkeiten haben, ihren Schmerz auszudrücken.
   - **Variable Manifestationen:** Der Schmerz kann sich als Unruhe, Schläfrigkeit, Reizbarkeit oder sogar als scheinbar normales Verhalten äußern.
3. Bewertungswerkzeuge:
   - **Selbstbeurteilungsskalen:** Wie die Faces Pain Scale (Gesichtsschmerzskala) oder die numerische Skala für ältere Kinder.
   - **Hetero-Einschätzungsskalen: Werden** für Kinder verwendet, die sich nicht selbst einschätzen können,

wie die FLACC-Skala (Face, Legs, Activity, Cry, Consolability).

Verhaltensbeurteilung: Beobachtung des Gesichtsausdrucks, des Körpertons und der Bewegungen.

Feedback von den Eltern: Eltern, die oft sehr aufmerksam auf die kleinsten Veränderungen im Verhalten ihres Kindes achten, können wertvolle Informationen liefern.

4. Faktoren, die das Schmerzempfinden beeinflussen:

Alter und Entwicklung: Ein Säugling wird seine Schmerzen anders äußern als ein Jugendlicher.

Frühere Erfahrungen: Ein Kind, das bereits schmerzhafte Erfahrungen gemacht hat, kann neuen Schmerz stärker antizipieren und empfinden.

Kulturelle Faktoren: Die Art und Weise, wie Schmerzen ausgedrückt und wahrgenommen werden, kann in verschiedenen Kulturen unterschiedlich sein.

5. Rolle des Krankenpflegers:

Regelmäßige Beurteilung: Schmerzen müssen regelmäßig und nach jeder Maßnahme, die zur Linderung beitragen soll, beurteilt werden.

Aufklärung: Das Kind und seine Familie sollen lernen, die Instrumente zur Schmerzbewertung zu verwenden.

Advocacy: Die Pflegekraft muss das Recht des Kindes auf eine angemessene Schmerzbehandlung verteidigen.

Interventionen: Je nach Beurteilung werden medikamentöse oder nicht-medikamentöse Interventionen zur Schmerzlinderung eingeleitet.

Die Beurteilung von Schmerzen bei Kindern ist sowohl eine Kunst als auch eine Wissenschaft. Der Krankenpfleger mit seiner ausgeprägten Beobachtungsgabe und seiner Nähe zum Patienten ist ideal positioniert, um diese Bewertung vorzunehmen und dafür zu sorgen, dass jedes Kind eine angemessene und respektvolle Behandlung seiner Schmerzen erhält.

Medikation und Techniken nicht-pharmakologische

Die Behandlung von Schmerzen und Unwohlsein bei Kindern in der Kinderchirurgie beruht nicht nur auf Medikamenten. Nicht-pharmakologische Techniken, die sich häufig ergänzen, werden zunehmend als wirksam anerkannt. Der Ansatz muss ganzheitlich sein, auf jedes Kind zugeschnitten und von einer kontinuierlichen Schmerzbewertung geleitet werden.

1. Medikation:
    - **Analgetika:** Sie werden nach ihrer Stärke klassifiziert. Man unterscheidet zwischen Analgetika der Stufe I (Paracetamol, Ibuprofen), der Stufe II (Codein) und der Stufe III (Morphin, Fentanyl).
    - **Antispasmodika:** Werden zur Behandlung von viszeralen Schmerzen eingesetzt.
    - **Anxiolytika und Sedativa:** Werden verwendet, um die Angst vor einer Operation oder einem schmerzhaften Verfahren zu reduzieren.
    - **Sonstiges:** Wie Antiemetika zur Vorbeugung oder Behandlung von postoperativer Übelkeit und Erbrechen.
2. Nicht-pharmakologische Techniken:
    - Physikalische Techniken:
        - **Wärme oder Kälte:** Lokal angewendet, um bestimmte Schmerzen zu lindern.
        - **Massage:** Kann die Muskelspannung reduzieren und einen Zustand der Entspannung herbeiführen.

- **Mobilisierung:** Ermutigen Sie zu einer frühen Mobilisierung nach der Operation, um Komplikationen zu vermeiden.
- Kognitive Stimulation und Ablenkung:
  - **Bücher, Spiele, Videos:** Unterhalten Sie das Kind, um seine Aufmerksamkeit vom Schmerz abzulenken.
  - **Musik:** Hat eine beruhigende Wirkung und kann Angst und Schmerzen reduzieren.
  - **Virtuelle Realität: Wird immer häufiger** eingesetzt, um das Kind in eine beruhigende Umgebung einzutauchen.
- Entspannungs- und Atemtechniken:
  - **Tiefe Atmung:** Hilft bei der Entspannung und kann die Schmerztoleranz verbessern.
  - **Meditation und Visualisierung:** Techniken, um das Kind in einen Zustand der geistigen Ruhe zu versetzen.
- Verhaltens- und kognitive Therapien:
  - **Spieltherapie:** Ermöglicht es dem Kind, seine Ängste und Befürchtungen auszudrücken.
  - **Verstärkungstechniken:** Ermutigung des Kindes, positive Verhaltensweisen gegenüber Schmerzen anzunehmen.
- Emotionale Unterstützung:
  - **Elterliche Präsenz:** Der Kontakt mit den Eltern kann das Kind sehr beruhigen und besänftigen.
  - **Psychologische Unterstützung:** Ein Psychologe kann bei der Bewältigung von Traumata oder Ängsten im Zusammenhang mit einer Operation helfen.

3. Rolle des Krankenpflegers:
- **Die Bewertung:** Die Pflegekraft beurteilt die Schmerzen und Bedürfnisse des Kindes, um die beste Kombination von Techniken auszuwählen.

Verabreichung von Medikamenten: Gemäß den Protokollen und mit Überwachung der Nebenwirkungen.

Erziehung: Unterrichtung der Eltern und des Kindes über geeignete nicht-pharmakologische Techniken.

Advocacy: Sicherstellen, dass das Kind eine umfassende Betreuung erhält, die seine Rechte respektiert.

Die Kombination von Medikamenten mit nicht-pharmakologischen Techniken bietet eine optimale Behandlung von Schmerzen und Unwohlsein bei Kindern. Das Pflegepersonal ist aufgrund seiner Ausbildung und Erfahrung ein wichtiger Akteur, um die Umsetzung und Wirksamkeit dieser Behandlung zu gewährleisten.

Bedeutung der Kommunikation mit dem Kind und seiner Familie

Die Kinderchirurgie mit all ihren Sorgen, Hoffnungen und Schmerzen ist sowohl für das Kind als auch für seine Familie eine große Herausforderung. Im Herzen dieser Prüfung erweist sich die Kommunikation als ein wesentliches Instrument für das Wohlbefinden des Kindes und die Erleichterung der Angehörigen. Der Krankenpfleger als Dreh- und Angelpunkt des Pflegeteams spielt eine wichtige Rolle bei der Sicherstellung einer klaren, einfühlsamen und transparenten Kommunikation.

1. Aufbau eines Klimas des Vertrauens:

Aktives Zuhören: Geben Sie dem Kind und seiner Familie Zeit und Raum, um sich zu äußern, Fragen zu stellen und ihre Sorgen mitzuteilen.

Empathie: Die Emotionen der Familie und des Kindes verstehen und respektieren und dabei Mitgefühl zeigen.

Transparenz: Bereitstellung klarer und ehrlicher Informationen, auch wenn die Nachrichten schwer zu hören sind.

2. Die Kommunikation an das Alter und die Entwicklung des Kindes anpassen:

Kleinkinder: Verwenden Sie Spielzeug oder Zeichnungen, um die Verfahren zu erklären.

Kinder im Schulalter: Erklären Sie Dinge auf einfache und direkte Weise und verwenden Sie Begriffe, die für ihr Verständnis geeignet sind.

Jugendliche: Beteiligen Sie sie aktiv an den Entscheidungen über ihre Pflege, respektieren Sie ihr Bedürfnis nach Autonomie und Privatsphäre.

3. Informieren Sie über den Verlauf der Pflege:

Klare Erklärungen: Detaillierte Angaben zu Verfahren, postoperativer Pflege, Medikamenten und ihren möglichen Nebenwirkungen.

Antizipation: Bereiten Sie das Kind und seine Familie darauf vor, was sie während und nach der Operation zu sehen, zu hören oder zu fühlen erwarten.

4. Emotionale Unterstützung:

Anerkennung: Validierung der Emotionen des Kindes und seiner Familie, ob es sich nun um Sorgen, Angst, Hoffnung oder Frustration handelt.

Rückversicherung: Bieten Sie ständige Unterstützung an, erinnern Sie daran, dass das medizinische Team da ist, um das Wohlergehen des Kindes zu gewährleisten.

5. Ermutigung der Familie zur Teilnahme:

Kollaborative Entscheidung: Einbeziehung der Eltern in die Entscheidungen über die Pflege ihres Kindes, Respektierung ihrer Entscheidungen und Werte.

Aufklärung: Unterrichten Sie die Eltern, wie sie helfen können, die Schmerzen oder die Angst ihres Kindes zu lindern, oder wie sie sich nach der Operation zu Hause um das Kind kümmern können.

6. Umgang mit schwierigen Situationen:

- **Schlechte Nachrichten: Behandeln Sie** Nachrichten, die für die Familie erschütternd sein können, mit Feingefühl, aber ohne Umschweife.

- **Meinungsverschiedenheiten:** Respektieren Sie die Ansichten der Familie, versuchen Sie, die Ursache ihrer Bedenken zu verstehen und finden Sie Kompromisse.

Kommunikation ist mehr als nur die Übermittlung von Informationen. Sie ist ein Austausch, der, wenn er gut geführt wird, das Vertrauensverhältnis zwischen dem Kind, seiner Familie und dem Pflegeteam stärkt. Das Pflegepersonal steht durch seinen ständigen Kontakt mit der Familie und dem Kind oft an vorderster Front, wenn es darum geht, eine qualitativ hochwertige Kommunikation zu gewährleisten, die für eine optimale Behandlung unerlässlich ist.

Kapitel 7:
EMOTIONALE HERAUSFORDERUNGEN
UND PSYCHOLOGISCH

Angst verstehen
und die Angst des Kindes

Jedes Kind ist ein Universum für sich, mit seinen eigenen Wahrnehmungen, Gefühlen und seiner Vorstellungskraft. Angesichts der Ungewissheit eines chirurgischen Eingriffs kann ein Kind jeden Alters Angst und Furcht empfinden. Diese Gefühle zu verstehen, ist für das medizinische Fachpersonal von entscheidender Bedeutung, um eine angemessene Unterstützung und eine optimale Behandlung zu gewährleisten.

1. Quellen von Angst und Furcht:
    - **Trennungsangst:** Die Angst, von den Eltern getrennt zu werden, ist bei kleinen Kindern besonders ausgeprägt und kann sehr stark sein.
    - **Angst vor dem Unbekannten:** Nicht zu wissen, was während der Operation passiert oder wie man sich danach fühlen wird, kann Angst verursachen.
    - **Angst vor Schmerzen:** Das Kind kann sich vor postoperativen Schmerzen oder sogar vor kleinen Stichen fürchten.
    - **Mythen und Vorstellungskraft:** Vorurteile, Geschichten, die Sie gehört haben, oder einfach nur Ihre Phantasie können Ängste verstärken.
2. Manifestationen von Angst bei Kindern:
    - **Verhaltensänderungen:** Reizbarkeit, Zurückgezogenheit, Aggressivität oder regressive Verhaltensweisen, wie z.B. die Rückkehr zum Bettnässen.

Körperliche Symptome: Bauchschmerzen, Übelkeit, Kopfschmerzen, Zittern, etc.

Schlafstörungen: Schwierigkeiten beim Einschlafen, Alpträume, nächtliches Aufwachen.

3. Der Einfluss von Alter und Entwicklung:

Babys und Kleinkinder: Sie können vor allem auf die Trennung von den Eltern reagieren und durch die Veränderung der Umgebung verwirrt werden.

Vorschulkinder: Es kann ihnen schwer fallen, zwischen Realität und Fantasie zu unterscheiden, daher sind einfache und beruhigende Erklärungen wichtig.

Kinder im Schulalter: Sie sind neugierig, stellen Fragen und wollen verstehen. Sie können auch befürchten, dass sie etwas Falsches getan haben, um diese Intervention zu verdienen.

Teenager: Sie sind auf ihre Unabhängigkeit bedacht und haben möglicherweise Angst, ihre Selbständigkeit zu verlieren, oder sie machen sich Sorgen über Narben und ästhetische Auswirkungen.

4. Die entscheidende Rolle des Gesundheitspersonals:

Zuhören und bestätigen: Es ist wichtig, die Gefühle des Kindes zu erkennen und zu bestätigen, ohne sie zu verharmlosen.

Präoperative Vorbereitung: Ein Besuch im Operationssaal, ein Treffen mit dem Team oder sogar das Anfassen von Instrumenten kann dazu beitragen, die Erfahrung zu entmystifizieren.

Entspannungstechniken: Tiefes Atmen, Visualisierung oder Musikhören können helfen, das Kind zu beruhigen.

Beruhigende Anwesenheit: Wenn möglich, sollten die Eltern so lange wie möglich vor der Operation anwesend sein.

5. Zusammenarbeit mit den Eltern:

    Betreuungspartner: Eltern kennen ihr Kind am besten und können wertvolle Hinweise geben, wie sie es beruhigen können.

    Erziehung und Bildung: Informieren Sie die Eltern, damit sie ihrerseits ihr Kind in angemessener Weise beruhigen und informieren können.

Das Verständnis der Ängste und Befürchtungen von Kindern vor einem chirurgischen Eingriff ist von entscheidender Bedeutung, um den Behandlungsverlauf humaner zu gestalten. Dieses Verständnis trägt in Verbindung mit einer angemessenen Behandlung nicht nur zum psychologischen Wohlbefinden des Kindes bei, sondern kann auch die körperliche Erholung positiv beeinflussen.

Ablenkungstechniken und Rückversicherung

Ablenkung und Rückversicherung sind wesentliche Instrumente im Arsenal des Pflegepersonals, um Angst und Furcht bei Kindern zu mindern. Diese Methoden können die chirurgische Erfahrung des Kindes verbessern, die Kooperation erleichtern und möglicherweise sogar die Heilung beschleunigen. Im Folgenden wird eine detaillierte Untersuchung der verwendeten Techniken und ihrer Bedeutung vorgenommen.

1. Die Kunst der Ablenkung:

    Spielzeug und vertraute Gegenstände: Das Mitbringen eines Lieblingsspielzeugs, eines Kuscheltiers oder einer Decke des Kindes kann ihm ein Gefühl der Sicherheit und Vertrautheit vermitteln.

    Bücher und Geschichten: Das Vorlesen einer Geschichte oder das Betrachten eines Bilderbuches kann die Aufmerksamkeit des Kindes von seiner medizinischen Umgebung ablenken.

- **Spiele und Aktivitäten:** Puzzles, Ausmalen oder andere einfache Spiele können den Geist des Kindes beschäftigen.
- **Multimedia:** Tablets, Filme oder Musik können eine wirksame Ablenkung sein, insbesondere für ältere Kinder.

2. Entspannungstechniken:

- **Tiefe Atmung:** Die Ermutigung des Kindes zu tiefen, kontrollierten Atemzügen kann ihm helfen, sich zu beruhigen.
- **Visualisierung:** Führen Sie das Kind dazu, sich einen Ort oder eine Situation vorzustellen, in der es sich glücklich und sicher fühlt.
- **Taktile Techniken:** Eine sanfte Massage oder das einfache Halten der Hand des Kindes kann Trost spenden.

3. Beruhigende Kommunikation:

- **Angemessene Sprache:** Verwenden Sie einfache Begriffe und vermeiden Sie medizinischen Jargon. Ängstliche medizinische Begriffe in freundlichere Beschreibungen umwandeln (z.B. "Spezialschlaf" für "Anästhesie").
- **Ehrliche Erklärung:** Informieren Sie das Kind über das, was passieren wird, auf eine Weise, die es verstehen kann, ohne es mit Informationen zu überhäufen.
- **Positives Feedback: Das** Kind für seinen Mut oder seine Kooperation zu loben, stärkt sein Selbstvertrauen.

4. Einbeziehung der Eltern:

- **Eine beruhigende Präsenz:** Wenn möglich, erlauben Sie den Eltern, während bestimmter Phasen, wie z.B. der Vorbereitung oder des Aufwachens, bei ihrem Kind zu sein.

Guidance: Unterrichten Sie die Eltern in Techniken der Rückversicherung, die sie selbst anwenden können.

5. Angemessene Umgebung:

Dekoration: Wenn Sie das Zimmer oder den Operationssaal mit hellen Farben, Postern oder Spielzeug gestalten, kann dies die Umgebung weniger einschüchternd machen.

Routine: Die Aufrechterhaltung einer gewissen Routine, ähnlich wie zu Hause, kann dem Kind helfen, sich wohler zu fühlen.

Ablenkung und Rückversicherung sind nicht einfach nur "Tricks", um ein ängstliches Kind zu beruhigen. Es handelt sich um bewährte Techniken, die einen tiefgreifenden Einfluss auf das Gesamterlebnis des Kindes, sein Stressniveau und damit auf seine Erholung haben können. Als ständiges Bindeglied zwischen dem Kind, seiner Familie und dem medizinischen Team ist der Krankenpfleger in einer idealen Position, um diese Techniken anzuwenden und eine ganzheitliche Betreuung des Kindes zu gewährleisten.

Enge Zusammenarbeit mit den Eltern

Die chirurgische Behandlung eines Kindes beschränkt sich nicht auf die Interaktion zwischen dem Kind und dem Ärzteteam. Die Eltern oder Erziehungsberechtigten spielen eine wesentliche und zentrale Rolle. Ihre Beteiligung, ihre Sorgen, ihre Unterstützung und ihre Zusammenarbeit sind allesamt Elemente, die die Erfahrungen und die Genesung des Kindes beeinflussen können. Aus diesem Grund muss das Pflegepersonal als Dreh- und Angelpunkt der Behandlung eng mit ihnen zusammenarbeiten.

1. Die einzigartige Position der Eltern:
   - **Fundiertes Wissen:** Eltern kennen ihr Kind besser als jeder andere. Ihre Beobachtungen, Gefühle und Sorgen können dem medizinischen Team wertvolle Informationen liefern.
   - **Emotionale Unterstützung:** Die Anwesenheit und der Trost der Eltern sind oft die beste Quelle für das Kind, um sich zu beruhigen.
2. Kommunikation ist der Grundstein der Zusammenarbeit:
   - **Aktiv zuhören:** Nehmen Sie sich die Zeit, den Bedenken, Fragen und Sorgen der Eltern zuzuhören. Dies stärkt ihr Gefühl, beteiligt und respektiert zu werden.
   - **Regelmäßig informieren:** Bieten Sie regelmäßige Updates über den Zustand des Kindes, den Verlauf der Operation oder die nächsten Schritte an. Eine transparente Kommunikation reduziert Missverständnisse und Sorgen.
   - **Verwendung einer zugänglichen Sprache: Stellen Sie** sicher, dass die Eltern die medizinische Terminologie und die Herausforderungen verstehen.
3. Einbeziehung der Eltern in die Pflege:
   - **Vorbereitung:** Die Eltern können helfen, das Kind vorzubereiten, sei es physisch (Bäder, Fasten) oder emotional (Gespräche, Beruhigung).
   - **Aktive Beteiligung:** Je nach Situation können die Eltern ermutigt werden, bei bestimmten Verfahren anwesend zu sein, z.B. beim Anlegen einer Infusion oder sogar im Aufwachraum nach der Operation.
   - **Postoperative Nachsorge:** Die Eltern spielen eine entscheidende Rolle bei der häuslichen Pflege, der Medikamenteneinnahme und der Überwachung der postoperativen Anzeichen.
4. Unterstützung der Eltern selbst:
   - **Erkennen Sie ihre Emotionen:** Eine Operation ist für die Eltern oft eine Quelle intensiven Stresses. Es ist wichtig, ihre Ängste und Sorgen zu erkennen.

Ressourcen bereitstellen: Ob es sich um Selbsthilfegruppen, Lektüre oder Kontakte zu psychologischen Beratungen handelt, es ist wichtig, auch die Eltern zu begleiten.

5. Vorausschauend handeln und mit Meinungsverschiedenheiten umgehen:

Mediation: Bei Meinungsverschiedenheiten zwischen den Eltern und dem medizinischen Team kann der Krankenpfleger als Mediator fungieren, um eine Lösung zu finden.

Ethik und Respekt: Alle Entscheidungen müssen im besten Interesse des Kindes getroffen werden, wobei die Rechte und Meinungen der Eltern zu respektieren sind.

Die enge Zusammenarbeit mit den Eltern vereinfacht nicht nur den chirurgischen Prozess für das Kind, sondern stärkt auch das Vertrauen, verbessert die Kommunikation und optimiert die Ergebnisse. Der Krankenpfleger, der diese starke Verbindung zu den Eltern aufbaut, gewährleistet eine umfassende und einfühlsame Betreuung, die für eine positive Operationserfahrung für das Kind unerlässlich ist.

Kapitel 8:
KOMMUNIKATION MIT DER FAMILIE

Informieren ohne zu alarmieren

Informieren ohne zu alarmieren ist eine wahre Kunst, die jeder Angehörige eines Gesundheitsberufs, insbesondere Krankenpfleger, beherrschen muss. Wenn man in einem medizinischen Umfeld arbeitet, insbesondere in der Kinderchirurgie, ist der Informationsbedarf der Familien lebenswichtig, ebenso wie die Notwendigkeit, eine ruhige Umgebung für das Kind und seine Angehörigen zu bewahren. Hier ist eine Untersuchung dieser schwierigen Gleichung.

1. Das Informationsbedürfnis verstehen :
   Die Bedeutung von Klarheit: Eltern wollen wissen, was vor sich geht, was auf dem Spiel steht, welche Risiken und Vorteile damit verbunden sind. Ein Mangel an Informationen kann zu Unsicherheit, Misstrauen oder falschen Vorstellungen führen.
   Die Angst vor dem Unbekannten: Das Sprichwort "Besser der Teufel, den man kennt, als der, den man nicht kennt" trifft hier zu. Das Unbekannte ist oft beängstigender als die Realität.
2. Die Grundlagen effektiver Kommunikation :
   Einfache Sprache: Medizinische Begriffe können verwirrend sein. Es ist wichtig, eine klare und verständliche Sprache zu verwenden.
   Verständnis überprüfen: Regelmäßiges Nachfragen, ob die Eltern Fragen haben oder etwas noch einmal erklärt haben möchten, hilft, Missverständnisse zu vermeiden.

Sachlich bleiben: Konzentrieren Sie sich auf Tatsachen, Verfahren und das, was Sie wissen. Vermeiden Sie Spekulationen.

3. Ausgewogenheit der Information :

Positivität und Realität: Es ist entscheidend, die positiven Aspekte hervorzuheben und gleichzeitig ehrlich über mögliche Risiken oder Komplikationen zu sprechen. Es geht darum, ein ausgewogenes Bild zu zeichnen.

Informationen sequenzieren: Zu viele Informationen auf einmal können überwältigend sein. Oft ist es sinnvoll, die Informationen schrittweise zu geben, je nach ihrer unmittelbaren Relevanz.

4. Visuelle Hilfsmittel verwenden :

Schriftliche Unterstützung: Die Bereitstellung von Broschüren oder Übersichtsblättern kann den Familien helfen, die Informationen in ihrem eigenen Tempo zu verarbeiten.

Interaktives Material: In einigen Fällen kann das Zeigen von Videos, Diagrammen oder Modellen von Vorteil sein, um Konzepte oder Verfahren zu verdeutlichen.

5. Die Macht der Empathie :

Erkennen von Emotionen : Die Pflegekraft muss die Emotionen der Eltern und des Kindes wahrnehmen und ihre Vorgehensweise entsprechend anpassen.

Trost spenden: Eine einfache Geste, wie das Berühren eines Armes oder das Anbieten eines Lächelns, kann Ängste lindern.

6. Ermutigung zum Dialog :

Schaffung eines offenen Umfelds: Wenn Eltern und Kind ermutigt werden, Fragen zu stellen oder Bedenken zu äußern, können die Themen, die sie am meisten beschäftigen, identifiziert und angesprochen werden.

Informieren, ohne zu alarmieren, ist eine wesentliche Fähigkeit des Krankenpflegers in der Kinderchirurgie. Durch eine transparente, einfühlsame und wohlwollende Kommunikation kann eine vertrauensvolle Umgebung geschaffen werden, die für das Wohlbefinden des Kindes und die Gelassenheit seiner Angehörigen von entscheidender Bedeutung ist.

Zuhören und auf Bedenken eingehen

Das aktive Zuhören und die angemessene Reaktion auf die Sorgen der Patienten und ihrer Familien ist ein grundlegender Aspekt der Rolle des Krankenpflegers, insbesondere in der Kinderchirurgie. In diesem oft stressigen Umfeld, in dem das Kind und seine Eltern verletzlich sein können, ist die Pflegekraft eine beruhigende Säule, die bereit ist, Unterstützung, Klarheit und ein offenes Ohr zu bieten. Hier erfahren Sie, wie Sie diese Herausforderung mit Empathie und Professionalität angehen können.

1. Erkennen Sie die Bedeutung des Zuhörens :
    - **Aufbau von Vertrauen:** Aktives Zuhören ist der erste Schritt, um ein Vertrauensverhältnis mit der Familie aufzubauen.
    - **Verstehen, um besser handeln zu können:** Wenn die Pflegekraft aufmerksam zuhört, kann sie ihre Maßnahmen an die spezifischen Bedürfnisse des Kindes und seiner Familie anpassen.
2. Techniken des aktiven Zuhörens :
    - **Blickkontakt halten:** Dies zeigt dem Gesprächspartner, dass man voll präsent und in das Gespräch involviert ist.
    - Eine **offene** Körperhaltung: Eine offene und nicht bedrohliche Körperhaltung fördert den Dialog.

- **Ablenkungen zurückweisen:** Für eine ruhige Umgebung zu sorgen und sich voll auf das Gespräch zu konzentrieren, zeigt Respekt gegenüber dem Gesprächspartner.

3. Validierung von Gefühlen und Bedenken :

- **Anerkennung:** Mit Sätzen wie "Ich verstehe Ihre Sorge" oder "Es ist völlig normal, sich so zu fühlen" bestätigt die Pflegekraft die Emotionen der Eltern oder des Kindes.
- **Reformulierung: Das** Gesagte mit eigenen Worten wiederzugeben, stellt das Verständnis sicher und zeigt, dass man aufmerksam zugehört hat.

4. Angemessene Antworten geben :

- **Informieren:** Manchmal entstehen Bedenken aus einem Mangel an Informationen. In diesem Fall kann eine Klärung sehr beruhigend sein.
- **Überweisen:** Wenn die Pflegekraft keine Antwort weiß, muss sie die Familie an die richtige Fachkraft (Arzt, Facharzt, Psychologe...) **überweisen.**

5. Umgang mit emotionalen Sorgen :

- **Unterstützung anbieten:** Eine einfache Geste des Mitgefühls, eine Schulter zum Anlehnen oder beruhigende Worte können einen bedeutenden Einfluss haben.
- **Ressourcen vorschlagen: Bei** tiefgreifenden oder anhaltenden Bedenken kann es sinnvoll sein, Selbsthilfegruppen, psychologische Beratung oder andere Hilfsressourcen vorzuschlagen.

6. Ende der Diskussion :

- **Zusammenfassung: Fassen Sie** am Ende des Gesprächs die angesprochenen Punkte kurz zusammen, um sicherzustellen, dass alles richtig verstanden wurde.
- **Ermutigung zum zukünftigen Dialog: Die** Feststellung, dass die Tür für weitere Fragen oder Anliegen immer offen ist, beruhigt die Familie.

Die Kunst, zuzuhören und auf Bedenken einzugehen, erfordert Übung, Einfühlungsvermögen und Geduld. In der angespannten Situation der Kinderchirurgie ist diese Fähigkeit von entscheidender Bedeutung, um das emotionale Wohlbefinden des Kindes und seiner Familie zu gewährleisten und ein Klima des Vertrauens zu schaffen, das eine optimale Behandlung ermöglicht.

Erwartungen verwalten und schwierigen Situationen

Das Management von Erwartungen ist in der Kinderchirurgie von entscheidender Bedeutung. Die Emotionen sind hoch und der Krankenpfleger ist oft der erste Ansprechpartner für die Familien und steht an vorderster Front, um Fragen zu beantworten und Ängste zu zerstreuen. Dies geht weit über eine einfache medizinische Handlung hinaus: Es ist eine schwierige Balance zwischen Mitgefühl, klinischer Realität und Kommunikation. Hier ist ein Ansatz, wie man sich in diesem emotionalen Labyrinth am besten zurechtfindet.

1. Vorherige Klärung der Erwartungen :
   - **Klare Definition des Verfahrens: Die** Erklärung der Schritte der Operation, der möglichen Komplikationen und der Erholungsphase kann helfen, die Erwartungen der Eltern mit der Realität in Einklang zu bringen.
   - **Auseinandersetzung mit der Variabilität der Ergebnisse:** Jedes Kind ist einzigartig und die Ergebnisse können variieren. Es ist wichtig, die Familien auf diese Möglichkeit vorzubereiten.
2. Pflege einer transparenten Kommunikation :
   - **Wohlwollende Ehrlichkeit :** Es ist entscheidend, ehrlich zu sein und gleichzeitig sensibel für die emotionale Notlage der Familie zu bleiben.

Verfügbarkeit: Die Verfügbarkeit für die Beantwortung von Fragen, egal wie viele es sind, zeigt ein echtes Engagement für das Wohlergehen des Kindes und seiner Familie.

3. Techniken zum Umgang mit Emotionen :

Empathie: Sich in die Lage der Eltern versetzen, ihre Ängste und Hoffnungen erkennen und mit Mitgefühl darauf reagieren.

Positive Affirmation: Betonen Sie die positiven Aspekte, während Sie realistisch bleiben.

4. Antizipation schwieriger Situationen :

Vorbereitung: Wenn man weiß, dass eine Neuigkeit oder ein Schritt für die Familie schwer zu verkraften sein wird, sollte man den Boden sanft vorbereiten.

Emotionale Unterstützung: Die Begleitung durch einen Psychologen oder Sozialarbeiter kann in besonders belastenden Situationen von Vorteil sein.

5. Umgang mit unvorhergesehenen Ereignissen :

Bleiben Sie ruhig: In einer unerwarteten Situation muss ein Pfleger der Leuchtturm der Ruhe für das Kind und die Familie bleiben.

Interprofessionelle Zusammenarbeit: Es kann notwendig sein, das medizinische Team um Klärung oder Hilfe zu bitten.

6. Umgang mit schlechten Nachrichten :

Wählen Sie den richtigen Zeitpunkt und die richtige Umgebung: Wählen Sie einen ruhigen Ort ohne Ablenkungen, an dem sich die Familie wohl fühlt, um zu reagieren und Fragen zu stellen.

Seien Sie direkt, aber sanft: Um den heißen Brei herumzureden, kann die Angst verstärken. Es ist besser, direkt zur Sache zu kommen und dabei sanft vorzugehen.

7. Förderung von Resilienz und Unterstützung :

Hinweis auf Ressourcen: Schlagen Sie Selbsthilfegruppen, Therapien oder andere

Ressourcen vor, die den Familien helfen können, mit Stress und Ungewissheit umzugehen.

Kleine Siege feiern: Jeder erreichte Schritt, jeder noch so kleine Fortschritt ist ein Sieg, der anerkannt und gefeiert werden sollte.

Es ist eine schwierige Aufgabe, sich in der komplexen Welt der Kinderchirurgie mit ihren vielen Erwartungen und emotionalen Herausforderungen zurechtzufinden. Mit einer aufmerksamen Kommunikation, echtem Einfühlungsvermögen und einer soliden Vorbereitung kann das Pflegepersonal jedoch eine zentrale Rolle dabei spielen, den Familien zu helfen, diese Prüfungen mit Kraft und Hoffnung zu überstehen.

Kapitel 9:
PFLEGE VON NEUGEBORENEN UND FRÜHGEBORENE

Spezifische Herausforderungen Neugeborenenchirurgie

Die Neugeborenenchirurgie, die sich auf die Behandlung von Säuglingen während des ersten Lebensmonats konzentriert, ist eines der heikelsten und komplexesten Gebiete der Kinderchirurgie. Diese kleinen Patienten stellen sowohl aus medizinischer als auch aus emotionaler Sicht einzigartige Herausforderungen dar. In diesem Abschnitt werden wir die Besonderheiten und Herausforderungen dieses schwierigen Fachgebiets erläutern.

1. Physiologische Anfälligkeit des Neugeborenen :
   - **Unreife Organsysteme:** Die Organe des Neugeborenen, insbesondere das Herz, die Lunge und das Gehirn, sind noch in der Entwicklung, was die Operation und die Genesung erschweren kann.
   - **Fragile Homöostase:** Neugeborene haben eine begrenzte Fähigkeit, die Temperatur, den Wasser- und Elektrolythaushalt zu regulieren, was eine sorgfältige Überwachung erfordert.
2. Anästhesiologische Herausforderungen :
   - **Angemessene Dosierung:** Anästhetische Medikamente müssen sorgfältig auf das Gewicht und die spezifische Physiologie des Säuglings abgestimmt werden.
   - **Atemwegsmanagement:** Die Atemwege von Neugeborenen sind kleiner und verformbarer, was eine besondere Expertise bei der Intubation erfordert.

3. Miniaturformat :

Geeignete chirurgische Instrumente: Die geringe Größe des Neugeborenen erfordert Instrumente, die speziell für die Neugeborenenchirurgie entwickelt wurden.

Höhere Genauigkeit: Kleine Größen bedeuten geringere Fehlermargen, was hohe Genauigkeit und Geschicklichkeit erfordert.

4. Spezifische Pathologien :

Angeborene **Missbildungen:** Neugeborene können angeborene Missbildungen aufweisen, die einen chirurgischen Eingriff erfordern, wie z.B. Herz- oder Darmfehlbildungen.

Genetische Bedingungen: Bestimmte genetische Syndrome können einen frühen chirurgischen Eingriff erfordern.

5. Emotionale und psychologische Herausforderungen :

Erhöhte elterliche Angst: Die Aussicht auf eine Operation an einem so jungen und zerbrechlichen Wesen kann für die Eltern äußerst belastend sein.

Heikle Kommunikation: Die Erklärung komplexer medizinischer Konzepte gegenüber emotional aufgewühlten Eltern erfordert Taktgefühl und Einfühlungsvermögen.

6. Postoperative Herausforderungen :

Verstärkte Überwachung: Neugeborene, die operiert werden, bedürfen einer intensiven postoperativen Überwachung, um Anzeichen von Komplikationen frühzeitig zu erkennen.

Ernährungsunterstützung: Die Ernährung ist für das Wachstum und die Heilung des Neugeborenen von entscheidender Bedeutung, was spezielle Fütterungstechniken erforderlich machen kann.

7. Ethik und medizinische Entscheidung :

Entscheidungen über die Behandlung : Die Entscheidung, ob ein Neugeborenes operiert werden soll oder nicht, kann, insbesondere bei einer unsicheren Prognose, mit erheblichen ethischen Implikationen behaftet sein.

Informierte Zustimmung: Die Sicherstellung, dass die Eltern die Risiken, Vorteile und Alternativen vollständig verstehen, ist von entscheidender Bedeutung.

Die Neugeborenenchirurgie ist ein Bereich, in dem medizinisches Fachwissen auf Menschlichkeit trifft. Jede Entscheidung und jeder Eingriff ist folgenschwer und erfordert eine Kombination aus technischer Exzellenz, klinischem Urteilsvermögen und Mitgefühl. In diesem Bereich spielt das Pflegepersonal eine entscheidende Rolle als Hüter des Wohlergehens des Patienten und als unschätzbare Stütze für die Familie.

Behandlung von Frühgeborenen: Besonderheiten und Vorsichtsmaßnahmen

Frühgeborene, die oft als Säuglinge definiert werden, die vor der 37. Schwangerschaftswoche geboren wurden, sind besonders verletzlich und benötigen eine besondere Pflege. Ihre Pflege ist ein heikles Gleichgewicht zwischen modernster medizinischer Technologie und liebevoller Aufmerksamkeit für Details. Hier ein Überblick über die Besonderheiten und Vorsichtsmaßnahmen, die bei der Behandlung dieser kleinen Patienten zu beachten sind.

1. Physiologische Schwäche :

Unreife Systeme: Die Organe von Frühgeborenen wie Lunge, Gehirn, Herz und Verdauungssystem sind noch nicht voll entwickelt, was sie für verschiedene Komplikationen anfällig machen kann.

Thermoregulation: Frühgeborene haben Schwierigkeiten, ihre Körpertemperatur aufrechtzuerhalten, so dass Inkubatoren erforderlich sind, um ihnen zu helfen, die Wärme stabil zu halten.

2. Risiken im Zusammenhang mit Frühgeburtlichkeit :

Hyaline Membrane Disease: Eine Atemstörung, die durch einen Mangel an Lungensurfactant verursacht wird.

Nekrotisierende Enterokolitis : Eine potenziell lebensbedrohliche Darmerkrankung.

Intraventrikuläre Blutung: Eine Gehirnblutung, die zu langfristigen Behinderungen führen kann.

Frühgeborenen-Retinopathie: Eine Augenerkrankung, die zur Erblindung führen kann.

3. Ernährungsansatz :

Erhöhter Kalorienbedarf: Frühgeborene haben einen proportional höheren Kalorienbedarf, um ihr schnelles Wachstum zu unterstützen.

Sondenernährung: Viele können anfangs nicht oral ernährt werden und benötigen eine Sondenernährung.

4. Vorsichtsmaßnahmen bei der Pflege :

Minimale Manipulation: Frühgeborene sollten so wenig wie möglich manipuliert werden, um Stress und übermäßige Stimulation zu vermeiden.

Schutz vor Infektionen : Da ihr Immunsystem noch unreif ist, sind sie anfälliger für Infektionen. Eine strenge Hygiene ist daher von entscheidender Bedeutung.

Ständige Überwachung : Üblicherweise werden Monitore verwendet, um die Herzfrequenz, die Sauerstoffsättigung, den Blutdruck und die Temperatur zu überwachen.

5. Atemunterstützung :

Beatmung: Viele benötigen eine Atemunterstützung, sei es durch CPAP (kontinuierlicher positiver Atemwegsdruck) oder durch mechanische Beatmung.

Surfactant : Bei manchen Menschen kann eine Behandlung mit Surfactant erforderlich sein, um die Lungenfunktion zu unterstützen.

6. Emotionale und psychologische Aspekte :

Eltern in Not: Die Geburt eines frühgeborenen Kindes kann für die Eltern traumatisch sein und erfordert emotionale und psychologische Unterstützung.

Interaktion zwischen Eltern und Frühgeborenen: Trotz der klinischen Umgebung ist es wichtig, Haut-zu-Haut-Kontakte, das Stillen und andere Formen der Interaktion zu fördern.

7. Pharmakologische Vorsichtsmaßnahmen :

Geeignete Medikamente: Die Dosierungen müssen an das Gewicht und die Physiologie des Frühgeborenen angepasst werden.

Überwachung von Nebenwirkungen: Frühgeborene können empfindlicher auf Medikamente reagieren, so dass eine engmaschige Überwachung erforderlich ist.

8. Vorbereitung auf die Entlassung :

Entlassungskriterien: Bevor Frühgeborene nach Hause entlassen werden, müssen sie bestimmte Meilensteine erreichen, wie z.B. eine regelmäßige Gewichtszunahme und die Aufrechterhaltung der Körpertemperatur.

Häusliche Unterstützung: Die Eltern benötigen möglicherweise eine Schulung in häuslicher Pflege, HLW bei Säuglingen und Überwachung der Anzeichen von Komplikationen.

Die Pflege von Frühgeborenen ist eine große Verantwortung, die sowohl hohe klinische Kompetenz als auch ein großes Mitgefühl erfordert. Das Pflegepersonal spielt eine zentrale Rolle bei der Sicherstellung, dass diese kleinen Patienten die bestmögliche Pflege erhalten und unterstützt gleichzeitig ihre Familien auf dieser oft stürmischen Reise.

Zusammenarbeit mit Neugeborenen-Intensivstationen

Die neonatale Intensivstation (NICU) ist auf die Bedürfnisse von Säuglingen ausgerichtet, die eine spezielle Überwachung und Pflege benötigen, insbesondere Frühgeborene und Säuglinge, die von Geburt an unter komplexen medizinischen Bedingungen leiden. Die enge Zusammenarbeit zwischen den Pflegekräften der Kinderchirurgie und dem Team der Kinderintensivstation ist entscheidend, um die Kontinuität und Qualität der Pflege zu gewährleisten. Lassen Sie uns in die verschiedenen Aspekte dieser wichtigen Zusammenarbeit eintauchen.

1. Übergang von der Krankenpflege :
    Aufnahme auf der Intensivstation: Viele Säuglinge benötigen nach einem chirurgischen Eingriff eine intensive Überwachung. Die Koordination zwischen den Teams gewährleistet einen reibungslosen Übergang auf die Intensivstation.
    Rückkehr in die Kinderchirurgie: Sobald sich der Säugling stabilisiert hat, kann er zur weiteren postoperativen Überwachung in die chirurgische Abteilung zurückkehren.
2. Informationsaustausch :
    Regelmäßiger Austausch: Regelmäßige Aktualisierungen des Zustands des Patienten und der Pflegepläne sind entscheidend für die Gewährleistung einer einheitlichen Pflege.
    Krankenakten: Der Zugang zu gemeinsamen Krankenakten, einschließlich Bildern, Testergebnissen und Operationsnotizen, fördert eine informierte Entscheidungsfindung.
3. Planung der Interventionen :
    Chirurgische Planung: In Zusammenarbeit mit der USIN können die Eingriffe in Abhängigkeit vom

allgemeinen Gesundheitszustand des Säuglings und den verfügbaren Ressourcen geplant werden.

Präoperative Vorbereitung: Das Team der Intensivstation spielt eine wichtige Rolle bei der Vorbereitung der Säuglinge auf die Operation, insbesondere bei der Stabilisierung ihres Zustands und der Sicherstellung einer angemessenen Ernährung.

4. Bildung und Ausbildung :

Gemeinsame Schulungen : Gemeinsame Fortbildungsveranstaltungen können die Kompetenzen aller Teams stärken, indem sie sich auf die neuesten Entwicklungen in der neonatalen und chirurgischen Versorgung konzentrieren.

Aufklärung der Eltern : Beide Teams können zusammenarbeiten, um die Eltern über die postoperative Versorgung und die besonderen Bedürfnisse ihres Kindes aufzuklären.

5. Forschung und Entwicklung :

Gemeinsame Studien : Die USIN und die Abteilungen für Kinderchirurgie können gemeinsam an klinischen Studien arbeiten, um die chirurgischen Techniken, die Behandlungsstrategien und die Ergebnisse für Säuglinge zu verbessern.

Pflegeprotokolle: Auf der Grundlage der aktuellen Daten können die Teams Protokolle entwickeln und überarbeiten, um die bestmögliche Pflege zu gewährleisten.

6. Psychosoziale Unterstützung :

Unterstützung der Familien: Die Zusammenarbeit zwischen den Teams ermöglicht eine umfassende psychosoziale Unterstützung der Familien, die ihnen hilft, sich durch die emotionalen Herausforderungen der Operation und der Intensivpflege zu navigieren.

Teamübergreifende Nachbesprechungen : Regelmäßige Treffen ermöglichen es den Teammitgliedern, schwierige Fälle zu besprechen, gegenseitige Unterstützung anzubieten und über Verbesserungen nachzudenken.

Die Zusammenarbeit zwischen dem Pflegepersonal der Kinderchirurgie und dem Team der Kinderintensivstation ist eine Symbiose, die auf eine ganzheitliche Betreuung von Säuglingen abzielt. Diese wechselseitige Beziehung stellt sicher, dass jedes Kind die umfassendste und sorgfältigste Pflege erhält, wobei das kollektive Fachwissen genutzt wird, um die besten Ergebnisse zu erzielen.

Kapitel 10:
PÄDIATRISCHE
WIEDERBELEBUNGSTECHNIKEN

Grundlegende Prinzipien der Herz-Lungen-Wiederbelebung bei Kindern

Die kardiopulmonale Reanimation (CPR) ist eine lebenswichtige Fähigkeit für alle Angehörigen der Gesundheitsberufe, insbesondere wenn es um die Pädiatrie geht. Kinder sind keine "kleinen Erwachsenen", und ihre spezifischen Bedürfnisse in Bezug auf die HLW unterscheiden sich erheblich von denen der Erwachsenen. Hier ein Überblick über die Grundprinzipien der HLW bei Kindern:

1. Schnelle Bewertung :
   Bewusstsein: Prüfen Sie schnell, ob das Kind bei Bewusstsein ist, indem Sie es sanft schütteln oder mit ihm sprechen.
   Atmung: Beobachten Sie, ob das Kind normal atmet. Wenn es nicht atmet oder abnormal atmet, muss die HLW sofort eingeleitet werden.
2. Hilfe rufen :
   Wenn Sie allein sind, beginnen Sie eine Minute lang mit der Herz-Lungen-Wiederbelebung, bevor Sie Hilfe holen. Wenn andere in der Nähe sind, bitten Sie diese, sofort einen Krankenwagen zu rufen.
3. Thoraxkompression :
   Stellen Sie sich neben den Brustkorb des Kindes. Bei einem größeren Kind sollten Sie beide Hände zur Herzdruckmassage verwenden, bei einem Baby oder Kleinkind nur zwei Finger.

Die Herzdruckmassage sollte mit einer Frequenz von etwa 100-120 pro Minute durchgeführt werden.

Die Tiefe der Kompressionen sollte mindestens ein Drittel der Tiefe des Brustkorbs des Kindes betragen.

4. Belüftung :

Nach 30 Kompressionen führen Sie 2 Beatmungen durch, wobei Sie darauf achten, dass sich der Brustkorb des Kindes bei jeder Beatmung hebt.

Bei Säuglingen wird die Mund-zu-Mund- und Nasen-Technik empfohlen. Bei älteren Kindern wird die Mund-zu-Mund-Technik bevorzugt.

5. Verwendung eines Defibrillators :

Wenn ein automatisierter externer Defibrillator (AED) verfügbar ist, verwenden Sie ihn so schnell wie möglich. Pädiatrische AEDs haben spezielle Elektroden für Kinder.

Folgen Sie den Anweisungen des AEDs. Wenn ein Schock empfohlen wird, stellen Sie sicher, dass niemand das Kind berührt.

6. Abwechselnde Zyklen :

Fahren Sie fort, 30 Kompressionen mit 2 Beatmungen abzuwechseln.

Wenn Sie allein sind, führen Sie eine zweiminütige HLW durch, bevor Sie erneut Hilfe oder einen AED holen.

Wenn zwei Helfer anwesend sind, führt einer von ihnen die Herzdruckmassage durch, während der andere die Beatmung durchführt, wobei alle zwei Minuten gewechselt wird.

7. Fortlaufende Bewertung :

Minimale Unterbrechung: Versuchen Sie, die Unterbrechungen während der HLW so gering wie möglich zu halten.

Achten Sie auf Anzeichen für die Rückkehr zum Spontankreislauf, wie Bewegung oder Wiederaufnahme der normalen Atmung.

8. Pädiatrische Besonderheiten :
  Die häufigste Ursache für einen Herzstillstand bei Kindern ist eine Ateminsuffizienz oder ein Schock und nicht ein primäres Herzproblem.
  Die anfänglichen Bemühungen sollten sich auf eine angemessene Beatmung und eine qualitativ hochwertige Herzdruckmassage konzentrieren.
9. Schulung und Aktualisierung :
  Die Empfehlungen und Techniken der Herz-Lungen-Wiederbelebung ändern sich mit der Zeit. Es ist wichtig, sich regelmäßig fortzubilden und sich über die neuesten Richtlinien zu informieren.

Die HLW bei Kindern ist eine Fähigkeit, die Leben retten kann. Das Verständnis der Nuancen und Besonderheiten der pädiatrischen HLW ist entscheidend, um in Notfallsituationen die bestmögliche Versorgung zu gewährleisten.

Verwaltung der Atemwege und Belüftung

Das Management der Atemwege ist bei der Behandlung eines Kindes in Not oder mit Atemstillstand von entscheidender Bedeutung. Die anatomischen und physiologischen Besonderheiten der Pädiatrie erfordern eine entsprechende Vorgehensweise. Im Folgenden werden die wichtigsten Elemente dieses Managements erläutert.

1. Erkennung von Atemnot :
  Anzeichen einer erhöhten Atemarbeit: Ziehen, Nasenflügelschlagen, Ausatmen.
  Zyanose, Blässe oder Farbveränderungen der Haut.
  Verhaltensänderungen: Unruhe oder Lethargie.

2. Positionierung :

  Stellen Sie sicher, dass sich Kopf und Hals des Kindes in einer neutralen Position befinden.

  Verwenden Sie bei älteren Kindern Keile oder Kissen, um den Kopf höher zu lagern, wobei darauf zu achten ist, dass der Hals nicht überstreckt oder übermäßig gebeugt wird.

3. Befreiung der Atemwege :

  Manuelle Techniken: Bei Säuglingen verwenden Sie eine leichte Überstreckung des Kopfes. Bei älteren Kindern verwenden Sie die Technik des angehobenen Kinns oder der Mandibular-Subluxation.

  Absaugen: Entfernen Sie schnell Sekrete, Erbrochenes oder Fremdkörper mit einem Staubsauger.

4. Sauerstofftherapie :

  Verabreichen Sie Sauerstoff mit hohem Durchfluss über eine Maske oder eine Nasenkanüle, je nach Schwere der Notlage.

  Überwachen Sie kontinuierlich die Sauerstoffsättigung und passen Sie die Sauerstoffzufuhr entsprechend an.

5. Maskenbeatmung :

  Bei Atemstillstand oder unzureichender Atmung verwenden Sie einen selbstfüllenden Ballon mit einer Maske von geeigneter Größe.

  Achten Sie darauf, dass die Maske gut an das Gesicht des Kindes anschließt.

  Geben Sie sanfte Beatmungen, die ausreichen, um den Brustkorb zu heben, in einer dem Alter angemessenen Geschwindigkeit.

6. Tracheale Intubation :

  Sie kann erforderlich sein, wenn eine ausreichende Beatmung mit einer Maske nicht möglich ist oder wenn ein Schutz der Atemwege erforderlich ist.

  Wählen Sie ein Röhrchen der richtigen Größe und bestätigen Sie die korrekte Platzierung mit Hilfe klinischer und instrumenteller Methoden.

Befestigen Sie den Trachealtubus sicher, um ein Verrutschen zu verhindern.

7. Mechanische Belüftung :

Wenn das Kind nicht in der Lage ist, eine adäquate Beatmung aufrechtzuerhalten, kann eine mechanische Beatmung erforderlich sein.

Die Beatmungsparameter müssen an die Größe, das Alter und die zugrunde liegende Erkrankung des Kindes angepasst werden.

8. Fortlaufende Überwachung und Bewertung :

Kontinuierliche Überwachung der Herzfrequenz, Sauerstoffsättigung, Atemfrequenz und des Blutdrucks.

Hören Sie regelmäßig auf die Atemgeräusche, um Anomalien oder Obstruktionen zu erkennen.

9. Komplikationen :

Achten Sie auf mögliche Komplikationen wie Pneumothorax, Lungenödem oder Intubationsverletzungen.

10. Ausbildung und Kompetenz :

Die Behandlung der Atemwege bei Kindern erfordert eine spezielle Ausbildung und eine regelmäßige Aktualisierung der Fähigkeiten.

Die Behandlung der Atemwege bei Kindern ist eine grundlegende Fähigkeit für medizinisches Fachpersonal. Eine schnelle, angemessene und effektive Intervention kann den Unterschied zwischen Leben und Tod ausmachen.

Häufige Notfallszenarien im Operationssaal

Im pädiatrischen Operationssaal kann das medizinische Personal mit einer Reihe von Notfallsituationen konfrontiert werden. Diese Szenarien erfordern eine sorgfältige

Vorbereitung, Teamkoordination und schnelle Interventionen, um die Sicherheit und das Wohlergehen des Kindes zu gewährleisten. Im Folgenden sind einige der häufigsten Notfallszenarien aufgeführt:

1. Schwierigkeiten bei der Beatmung / Intubation :
   Mögliche Ursachen: anatomische Anomalie, Obstruktion der Atemwege, Kehlkopfödem, Bronchospasmus.
   Eingriffe: Repositionierung, Verwendung alternativer Intubationsgeräte, bronchodilatierende Medikamente, ggf. Notoperation.
2. Anaphylaktische Reaktion :
   Häufige Auslöser: Medikamente, Blutprodukte, Latex.
   Interventionen: Stoppen Sie das verursachende Agens, verabreichen Sie Adrenalin, Antihistaminika und Steroide, sichern Sie den Luftweg und eine angemessene Belüftung.
3. Intraoperativer Herzstillstand :
   Mögliche Ursachen: Hypoxie, Gasembolie, Hyperkaliämie, Überdosis von Anästhetika.
   Interventionen: CPR, Notfallmedikation, Erkennung und Behandlung der zugrunde liegenden Ursache.
4. Massiver Blutverlust :
   Mögliche Ursachen: chirurgische Blutungen, Gerinnungsstörungen.
   Interventionen: Bluttransfusion, hämostatische Chirurgie, Medikamente zur Förderung der Gerinnung.
5. Gasförmige Embolie :
   Eingriffe : Lagerung in linker Seitenlage, Absaugen durch einen zentralen Katheter, Hyperbarie mit 100% Sauerstoff.
6. Maligne Hyperthermie :
   Häufige Auslöser: flüchtige Anästhetika, depolarisierende Muskelrelaxantien.

Interventionen: Abstellen der auslösenden Stoffe, aktive Kühlung des Patienten, intravenöses Dantrolen.

7. Bradykardie oder Tachykardie :
Mögliche Ursachen: Hypoxie, Hyperkapnie, chirurgische Stimulation, Elektrolytstörungen.
Interventionen: Atropin bei Bradykardie, Bekämpfung der zugrunde liegenden Ursache bei Tachykardie.

8. Pneumothorax Spannung :
Anzeichen: Hypotonie, verminderte Atemgeräusche auf einer Seite, Trachealdeviation.
Eingriffe: Einführen einer Nadel oder eines Katheters in den Pleuraspalt und Einsetzen einer Thoraxdrainage.

9. Perioperative Nervenverletzung :
Mögliche Ursachen: Falsche Positionierung, Kompression oder Dehnung der Nerven.
Interventionen: Repositionierung, postoperative neurologische Beurteilung, Nachsorge und ggf. Rehabilitation.

10. Lungenabsaugung :
Mögliche Ursachen: Rückfluss des Magens während der Intubation, fehlendes präoperatives Fasten.
Interventionen: Beatmung mit 100% Sauerstoff, ggf. Bronchoskopie, prophylaktische Antibiotika.

Jedes Notfallszenario im pädiatrischen Operationssaal erfordert einen systematischen Ansatz, ein gut ausgebildetes Team und eine griffbereite Notfallausrüstung. Vorbereitung, regelmäßige Schulungen und Notfallsimulationen können erheblich dazu beitragen, den Umgang mit diesen kritischen Situationen zu verbessern.

Kapitel 11:
DIE ÜBERNAHME
CHRONISCHE ERKRANKUNGEN

Die Herausforderungen der Chirurgie bei Kindern mit chronischen Krankheiten

Kinder mit chronischen Krankheiten haben einzigartige Herausforderungen, wenn sie sich einem chirurgischen Eingriff unterziehen. Diese Herausforderungen sind das Ergebnis der Interaktion zwischen der zugrunde liegenden Pathophysiologie ihrer Krankheit, den Medikamenten, die sie einnehmen, und den physiologischen Reaktionen auf die Anästhesie und den chirurgischen Eingriff. Lassen Sie uns die Herausforderungen, die mit der chirurgischen Behandlung dieser Patienten verbunden sind, im Einzelnen betrachten.

1. Umfassende präoperative Bewertung :
   Die Beurteilung des Kindes muss die Art und den Schweregrad der chronischen Krankheit, die laufenden Behandlungen und die möglichen Auswirkungen auf die Chirurgie berücksichtigen.
2. Wechselwirkung mit Medikamenten :
   Die für die chronische Krankheit verschriebenen Medikamente können mit den Anästhetika oder anderen Medikamenten, die während der Operation verabreicht werden, interagieren, was eine Anpassung der Dosis oder eine verstärkte Überwachung erforderlich macht.
3. Erhöhtes Risiko von Komplikationen :
   Kinder mit chronischen Krankheiten können ein erhöhtes Risiko für postoperative Komplikationen

wie Infektionen, Blutungen oder Atemprobleme aufweisen.

4. Schmerzmanagement :

   Bei Kindern mit chronischen Schmerzen in der Vorgeschichte oder bei Kindern, die langfristig Opioide einnehmen, können die Schmerzen verstärkt werden. Oft ist ein multimodaler Ansatz zur Schmerzbehandlung erforderlich.

5. Nährstoffbedarf :

   Kinder mit chronischen Krankheiten haben möglicherweise besondere Ernährungsbedürfnisse oder sind von Unterernährung bedroht, was die Genesung und Erholung beeinflussen kann.

6. Veränderte physiologische Reaktionen :

   Chronische Krankheiten können die Art und Weise beeinflussen, wie der Körper auf eine Anästhesie oder Operation reagiert, insbesondere in Bezug auf die Herz-, Atem- oder Nierenfunktion.

7. Psychosoziale Bedürfnisse :

   Kinder mit chronischen Krankheiten und ihre Familien können aufgrund des mit der Operation und der zugrunde liegenden Krankheit verbundenen Stresses und der Angst einen erhöhten psychosozialen Bedarf haben.

8. Längerer Krankenhausaufenthalt :

   Aufgrund ihres komplexen Gesundheitszustandes kann bei diesen Kindern ein längerer Krankenhausaufenthalt für zusätzliche Überwachung und Pflege erforderlich sein.

9. Rehabilitationsbedarf :

   Kinder mit muskuloskelettalen oder neurologischen Erkrankungen können nach der Operation eine intensive Rehabilitation benötigen, um ihr früheres Funktionsniveau wiederzuerlangen.

10. Koordinierung der Pflege :

    Eine enge Koordination zwischen Chirurgen, Anästhesisten, Kinderärzten und anderen

Spezialisten ist für eine optimale Behandlung unerlässlich.

Die Chirurgie bei Kindern mit chronischen Krankheiten erfordert einen ganzheitlichen und multidisziplinären Ansatz. Jedes Kind ist einzigartig und der Behandlungsplan muss auf seine spezifischen Bedürfnisse abgestimmt werden. Eine offene Kommunikation zwischen dem medizinischen Team, dem Kind und seiner Familie ist für eine sichere und effektive Versorgung unerlässlich.

Zusammenarbeit
mit anderen medizinischen Fachgebieten

Die Behandlung von Kindern, die einen chirurgischen Eingriff benötigen, ist oft ein gemeinschaftliches Unterfangen. Der Erfolg der chirurgischen Eingriffe und die Gewährleistung einer gesunden Genesung hängen weitgehend von der harmonischen Integration verschiedener medizinischer Fachrichtungen ab. Diese multidisziplinäre Zusammenarbeit ist für eine auf das Kind ausgerichtete Versorgung von entscheidender Bedeutung.

1. Anästhesiologie :
   Die präoperative Beurteilung, die Wahl der Anästhesie und die Überwachung während des Eingriffs obliegen dem Kinderanästhesisten. Ihr Fachwissen ist entscheidend, um sicherzustellen, dass sich das Kind während und nach der Operation wohlfühlt und sicher ist.
2. Radiologie :
   Kinderradiologen liefern wichtige Bilder vor, während und nach einer Operation. Sie helfen dabei, bestimmte Arten von Operationen zu leiten und die Wirksamkeit von Eingriffen zu bewerten.

3. Kardiologie :

Bei Kindern mit gleichzeitigen Herzproblemen oder bei bestimmten Herzoperationen ist die Zusammenarbeit mit Kardiologen von entscheidender Bedeutung, um das Risiko zu bewerten und zu steuern.

4. Neonatologie :

Bei der Neugeborenenchirurgie gewährleistet die enge Zusammenarbeit mit den Neonatologen einen reibungslosen Übergang von der präoperativen zur postoperativen Versorgung, insbesondere auf der Neugeborenen-Intensivstation.

5. Gastroenterologie :

Kinder mit Magen-Darm-Problemen müssen möglicherweise vor und nach der Operation untersucht werden, um sicherzustellen, dass ihre Ernährungs- und Verdauungsbedürfnisse befriedigt werden.

6. Nephrologie :

Die Nierengesundheit ist von entscheidender Bedeutung, insbesondere wenn potenziell nephrotoxische Medikamente verwendet werden oder wenn die Operation das Urogenitalsystem betrifft.

7. Endokrinologie :

Der Umgang mit Kindern mit hormonellen Störungen wie Diabetes erfordert eine enge Zusammenarbeit, um sicherzustellen, dass ihre endokrinen Bedürfnisse während der perioperativen Periode erfüllt werden.

8. Neurologie :

Bei Operationen am Nervensystem oder bei Kindern mit neurologischen Störungen ist die neurologische Konsultation von entscheidender Bedeutung.

9. Logopädie und Physiotherapie :

Nach bestimmten Eingriffen, wie HNO- oder Muskel-Skelett-Chirurgie, ist die Intervention dieser

Spezialisten für eine optimale funktionelle Erholung unerlässlich.

10. Soziale Arbeit und Psychologie :
Chirurgische Eingriffe können für Kinder und ihre Familien sehr belastend sein. Diese Fachleute spielen eine Schlüsselrolle bei der emotionalen Unterstützung und der Anpassung an die Situation.

Die Zusammenarbeit mit anderen medizinischen Fachgebieten beschränkt sich nicht nur auf die Chirurgie selbst. Sie umfasst die gesamte prä- und postoperative Phase. Dieser integrierte Ansatz gewährleistet, dass das Kind eine umfassende, kohärente und auf seine Bedürfnisse ausgerichtete Pflege erhält, wodurch die chirurgischen Ergebnisse und die Zufriedenheit der Patienten optimiert werden.

Langfristige Vorbereitung und Nachbereitung

Die chirurgische Behandlung von Kindern besteht nicht nur aus dem Eingriff selbst. Eine sorgfältige Vorbereitung vor der Operation und eine strenge Nachsorge danach sind entscheidend für optimale Ergebnisse und eine verbesserte Lebensqualität des Patienten.

1. Die Vorbereitungsphase :
Medizinische Beurteilung: Vor jedem Eingriff wird eine umfassende Beurteilung des Kindes durchgeführt, um alle Vorerkrankungen zu identifizieren, die die Operation oder die Genesung beeinflussen könnten.
Aufklärung der Eltern und des Kindes: Es ist von entscheidender Bedeutung, dass die Eltern und das Kind je nach Alter über das bevorstehende Verfahren, seine Risiken und Vorteile sowie darüber,

was vor, während und nach der Operation zu erwarten ist, informiert werden.

Logistische Planung: Hierzu gehören die Planung der Operation, der Bedarf an spezieller Ausrüstung oder Material sowie mögliche postoperative Bedürfnisse wie eine Intensivstation oder häusliche Unterstützung.

Psychologische Unterstützung: Thematisierung von Ängsten, Befürchtungen und Sorgen im Zusammenhang mit der Operation und Vorschlag von Strategien zu deren Bewältigung.

2. Die Phase der Langzeitbeobachtung :

Regelmäßige Bewertungen: Geplante Nachsorgeuntersuchungen dienen der Überwachung der Genesung, der Erkennung und Behandlung frühzeitiger Komplikationen und der Bewertung der Wirksamkeit des chirurgischen Eingriffs.

Rehabilitation und Therapien: Je nach Art der Operation benötigen manche Kinder Physiotherapie, Logopädie, Ergotherapie oder andere Maßnahmen, um ihre Funktionsfähigkeit zu optimieren.

Psychosoziale Nachsorge: Die Nachsorge der emotionalen und sozialen Anpassung des Kindes nach einer Operation ist von entscheidender Bedeutung, insbesondere bei größeren Eingriffen oder solchen mit sichtbaren Auswirkungen.

Überwachung von Spätkomplikationen: Einige Nebenwirkungen oder Komplikationen sind möglicherweise nicht unmittelbar nach der Operation sichtbar, können aber Monate oder Jahre später auftreten.

Fortlaufende Aufklärung: Wenn das Kind älter wird, ändern sich seine Bedürfnisse und sein Verständnis für die Operation und ihre Auswirkungen. Es ist wichtig, weiterhin altersgerechte Informationen und Unterstützung anzubieten.

Überleitung in die Erwachsenenpflege : Wenn das Kind das Erwachsenenalter erreicht, kann es notwendig sein, einen Übergang zu einem Chirurgen oder einem Ärzteteam zu planen, das auf die Behandlung von Erwachsenen spezialisiert ist, wobei eine kontinuierliche und einheitliche Nachsorge sichergestellt werden muss.

Die Vorbereitung und die langfristige Nachsorge sind grundlegende Schritte bei der chirurgischen Behandlung von Kindern. Diese Schritte gewährleisten nicht nur den unmittelbaren Erfolg des Eingriffs, sondern auch das langfristige Wohlbefinden des Kindes, indem sichergestellt wird, dass es sein maximales Potenzial in Bezug auf Gesundheit und Lebensqualität erreicht.

Kapitel 12:
SICHERHEIT UND PRÄVENTION
INFEKTIONEN

Spezifische aseptische Protokolle
Kinderchirurgie

Die Asepsis ist ein grundlegendes Prinzip in der Chirurgie, um Infektionen zu verhindern. Obwohl viele Asepsis-Protokolle universell sind, gibt es in der Kinderchirurgie Besonderheiten, die auf die Zerbrechlichkeit und die anatomischen und physiologischen Besonderheiten von Kindern zurückzuführen sind.

1. Präoperative Bewertung :

Vorgeschichte des Kindes : Besondere Aufmerksamkeit sollte der Vorgeschichte von Allergien gewidmet werden, insbesondere gegen Desinfektionsmittel oder Antibiotika, sowie jeder Vorgeschichte von kürzlich erfolgten Infektionen.

Impfungen: Es ist wichtig sicherzustellen, dass das Kind über einen aktuellen Impfschutz verfügt, da einige Krankheiten das Risiko von postoperativen Infektionen erhöhen können.

2. Vorbereitung der Haut :

Auswahl des Desinfektionsmittels : Die üblicherweise bei Erwachsenen verwendeten Desinfektionsmittel können für die zarte Kinderhaut zu stark sein. Mildere, aber dennoch wirksame Formeln können bevorzugt werden.

Anwendungstechnik: Die Haut von Kindern ist dünner und durchlässiger. Daher ist es wichtig, das Desinfektionsmittel sanft aufzutragen und Reizungen zu vermeiden.

3. Antibiotikaprophylaxe :

Dosierung: Die Antibiotika-Dosierungen für die Prophylaxe müssen an das Gewicht und das Alter des Kindes angepasst werden.

Auswahl von Antibiotika: Einige Antibiotika können bei Kindern kontraindiziert sein oder erfordern eine spezifische Anpassung.

4. Operative Umgebung :

Temperatur: Kinder verlieren leichter Körperwärme, daher ist es wichtig, im Operationssaal eine angemessene Temperatur aufrechtzuerhalten, um einer Hypothermie vorzubeugen, die das Risiko von Infektionen erhöhen kann.

Größe des Materials: Die Instrumente und das sterile Material müssen der Größe und Anatomie des Kindes angepasst sein, um eine Kontamination zu vermeiden.

5. Postoperative Pflege :

Verbände : Die Verbände müssen der Größe der Wunde und der empfindlichen Haut von Kindern angepasst sein. Sie müssen auf Anzeichen einer Infektion oder einer allergischen Reaktion überwacht werden.

Überwachung: Es sollte verstärkt auf Anzeichen einer Infektion geachtet werden, da Kinder andere Symptome einer Infektion zeigen können als Erwachsene.

6. Bildung und Kommunikation :

Eltern : Es ist wichtig, die Eltern über die häusliche Pflege zu informieren, insbesondere über die Sauberhaltung der Wunde, die Überwachung auf Anzeichen einer Infektion und die korrekte Verabreichung von Medikamenten.

Kinder : Je nach Alter sollte auch das Kind darüber informiert werden, wie wichtig es ist, die Wunde nicht zu berühren oder zu kratzen.

Die aseptischen Protokolle in der Kinderchirurgie bedürfen besonderer Aufmerksamkeit und Anpassung, um den einzigartigen Bedürfnissen der Kinder gerecht zu werden. Die Zusammenarbeit zwischen Chirurgen, Krankenpflegern, Eltern und den Kindern selbst ist von entscheidender Bedeutung, um eine sterile Umgebung zu gewährleisten und infektiösen Komplikationen vorzubeugen.

Vermeidung von medizinischen Fehlern

Die Vermeidung von medizinischen Fehlern ist ein zentrales Anliegen der Angehörigen der Gesundheitsberufe. In der Kinderchirurgie können die Folgen eines Fehlers angesichts der Verletzlichkeit der Patienten besonders schwerwiegend sein. Im Folgenden wird beschrieben, wie Gesundheitseinrichtungen und Ärzteteams handeln können, um diese Risiken zu minimieren.

1. Effektive Kommunikation :
   Interprofessioneller Austausch: Fördern Sie eine offene Kommunikation zwischen allen Mitgliedern des Pflegeteams. Dadurch wird sichergestellt, dass alle über die Besonderheiten jedes einzelnen Patienten und jeder einzelnen Maßnahme informiert sind.
   Dialog mit den Eltern: Sie sind die ersten Fürsprecher ihres Kindes und können entscheidende Informationen über den Gesundheitszustand, Allergien, Vorerkrankungen und andere relevante Details liefern.
2. Doppelte Überprüfung :
   Patientenidentifikation: Bestätigen Sie immer die Identität des Patienten, das geplante Verfahren und den Ort der Operation.
   Medikamente und Dosierungen: Eine doppelte Überprüfung der Medikamente und Dosierungen ist

wichtig, da Kinder oft spezielle Dosierungen benötigen, die auf ihrem Gewicht oder ihrem Alter basieren.

3. Weiterbildung :

Aktualisierung der Kompetenzen: Die Angehörigen der Gesundheitsberufe müssen ihre Kenntnisse und Kompetenzen regelmäßig aktualisieren, insbesondere im Hinblick auf neue Technologien oder chirurgische Techniken.

Simulationen : Simulationsgestützte Schulungen ermöglichen es den Fachkräften, sich auf Notfälle oder ungewöhnliche Situationen vorzubereiten, ohne dabei die Patienten zu gefährden.

4. Technologie und Werkzeuge :

Elektronische Patientenakten: Die Verwendung von elektronischen Patientenakten kann das Risiko von Fehlern bei der Abschrift oder der Kommunikation verringern.

Warnsysteme: Technologische Tools können die Fachkräfte alarmieren, wenn das Risiko einer Überdosierung, einer Wechselwirkung oder anderer potenzieller Fehler besteht.

5. Sicherheitskultur :

Keine Schuld: Schaffen Sie eine Kultur, in der Fehler ohne Angst vor Bestrafung gemeldet und diskutiert werden können. Dies ermöglicht es, die Ursachen von Fehlern zu identifizieren und zu beheben.

Erfahrungsaustausch: Vorfälle, unabhängig davon, ob sie zu einem Fehler geführt haben oder nicht, müssen analysiert werden, um daraus zu lernen und eine Wiederholung zu vermeiden.

6. Standardisierte Protokolle und Verfahren :

Klinische Pfade: Festlegung klarer klinischer Pfade für die üblichen Bedingungen und Maßnahmen, um eine einheitliche Behandlung zu gewährleisten.

Checklisten: Die Verwendung von Checklisten, wie die WHO-Checkliste für chirurgische Sicherheit, kann Fehler im Operationssaal erheblich reduzieren.

7. Einbeziehung der Eltern :

Aktive Beteiligung: Ermutigen Sie die Eltern, während des gesamten Pflegeprozesses aktiv zu sein, indem sie Fragen stellen und ihre Bedenken äußern.

Die Vermeidung von Behandlungsfehlern in der Kinderchirurgie hängt von einer Kombination aus Kommunikation, Schulung, Technologie und einer patientenzentrierten Kultur ab. Wenn die Sicherheit des Patienten im Mittelpunkt steht, können die Ärzteteams daran arbeiten, die höchste Qualität der Versorgung ihrer jungen Patienten zu gewährleisten.

Sensibilisierung für Antibiotikaresistenz

Antibiotikaresistenz, d.h. die Fähigkeit von Bakterien, sich gegen die Wirkung von Antibiotika zu wehren, ist weltweit ein großes Problem für die öffentliche Gesundheit. In der Kinderchirurgie kann diese Resistenz die Behandlung von postoperativen Infektionen erschweren und die Morbiditäts- und Mortalitätsraten erhöhen. Daher ist es von entscheidender Bedeutung, das Bewusstsein für dieses Problem bei medizinischem Fachpersonal, Eltern und Patienten zu schärfen.

1. Verständnis von Antibiotikaresistenz :

Definition und Ursprung: Erklären Sie, was Antibiotikaresistenz ist, wie sie sich entwickelt und warum sie besorgniserregend ist.

Folgen für die Kinderchirurgie: Hervorhebung der mit der Antibiotikaresistenz verbundenen Risiken, wie längere Krankenhausaufenthalte, höhere medizinische Kosten und ein erhöhtes Risiko von Komplikationen.

2. Sinnvolle Verwendung von Antibiotika :

Angemessene **Verschreibung:** Verschreiben Sie Antibiotika nur, wenn es klinisch gerechtfertigt ist, mit dem engstmöglichen Spektrum.

Dauer der Behandlung : Begrenzen Sie die Dauer der Antibiotikabehandlung auf das Minimum, das zur wirksamen Behandlung der Infektion erforderlich ist.

Aufklärung von Patienten und Eltern : Erklären Sie, warum ein Antibiotikum verschrieben wird, wie es einzunehmen ist und wie wichtig es ist, die Behandlung abzuschließen, auch wenn sich die Symptome bessern.

3. Überwachung und Kontrolle :

Kulturen und Empfindlichkeit: Vor der Verschreibung eines Antibiotikums kann es sinnvoll sein, Kulturen zu erhalten, um den Erreger zu identifizieren und seine Empfindlichkeit gegenüber verschiedenen Antibiotika zu bestimmen.

Antibiotische Überprüfungen: Regelmäßige Neubewertung der Notwendigkeit einer Antibiotikatherapie, insbesondere bei empirischer Antibiotikatherapie, und Anpassung an die Ergebnisse der Kulturen und der klinischen Zeichen.

4. Vermeidung von Infektionen :

Handhygiene: Förderung einer strikten Handhygiene beim Gesundheitspersonal, bei Patienten und Besuchern.

Impfungen: Stellen Sie sicher, dass die Kinder über einen aktuellen Impfschutz verfügen, da einige Impfungen bakteriellen Infektionen vorbeugen können.

5. Sensibilisierung und Bildung :

Regelmäßige Schulungen: Organisation von Schulungen für das Gesundheitspersonal über

Antibiotikaresistenz und den vernünftigen Einsatz von Antibiotika.

Bildungsmaterial: Stellen Sie den Eltern Broschüren, Videos oder anderes Bildungsmaterial über Antibiotikaresistenz zur Verfügung.

6. Multidisziplinäre Zusammenarbeit :

Antimikrobielles Team: Zusammenarbeit mit Apothekern, Mikrobiologen und anderen Spezialisten, um fundierte Entscheidungen über den Einsatz von Antibiotika zu treffen.

Feedback: Regelmäßiger Austausch von Informationen über die Trends der Antibiotikaresistenz und die Ergebnisse der Interventionen zur Reduzierung der unangemessenen Verwendung von Antibiotika.

Angesichts der Zunahme der Antibiotikaresistenz sind Sensibilisierung und Aufklärung von entscheidender Bedeutung. In der Kinderchirurgie können ein multidisziplinärer Ansatz und eine offene Kommunikation mit Eltern und Patienten dazu beitragen, einen vernünftigen Einsatz von Antibiotika zu gewährleisten, das Risiko von Antibiotikaresistenzen zu verringern und die Sicherheit der jungen Patienten zu gewährleisten.

Kapitel 13:
TECHNOLOGISCHE INNOVATIONEN IN DER KINDERCHIRURGIE

Robotergestützte Chirurgie

Die medizinische Robotik hat die Chirurgie in den letzten Jahren revolutioniert. In der Pädiatrie bietet der Einsatz robotischer Techniken einzigartige Vorteile, aber auch besondere Herausforderungen. Lassen Sie uns einen Blick auf die robotergestützte Chirurgie und ihre Rolle in der Kinderchirurgie werfen.

1. Einführung in die chirurgische Robotik :
   - **Definition und Überblick :** Eine kurze Einführung darüber, was roboterassistierte Chirurgie ist, ihre Ursprünge und ihre allgemeine Funktionsweise.
   - **Historische Entwicklung:** Wie sich die Robotik in der medizinischen Welt entwickelt hat und ihre ersten Anwendungen in der Kinderchirurgie.
2. Vorteile der roboterassistierten Chirurgie in der Pädiatrie :
   - **Höhere Präzision:** Roboter können äußerst präzise Bewegungen ausführen, wodurch das Risiko von Gewebeschäden verringert wird.
   - **Verbesserte Sicht:** Mit hochauflösenden Kameras und der Möglichkeit zur Vergrößerung hat der Chirurg eine bessere Sicht auf die anatomischen Strukturen.
   - **Verringerung der Größe der Einschnitte :** Kleinere Einschnitte bedeuten weniger Schmerzen, schnellere Genesung und bessere ästhetische Narben.

Verringerung der Ermüdung des Chirurgen: Der ergonomische Komfort, den die Roboterkonsolen bieten, kann die körperliche Ermüdung verringern.

3. Spezifische Anwendungen in der Pädiatrie :

Urologie: Pyeloplastik, Nephrektomien und andere Nierenoperationen.

Thoraxchirurgie: Lobektomien und andere Eingriffe an der Lunge.

Gastrointestinale Chirurgie: Verfahren am Darm, an der Leber und am Magen.

4. Erforderliche Ausbildung und Fähigkeiten :

Spezialisierte Ausbildung: Chirurgen müssen eine spezielle Ausbildung absolvieren, um die Robotertechniken zu beherrschen.

Simulationen und Training : Verwendung von Simulatoren, um Erfahrungen zu sammeln, ohne die Patienten zu gefährden.

5. Herausforderungen und Bedenken :

Kosten: Die Ausrüstung für robotische Chirurgie kann teuer sein, sowohl in der Anschaffung als auch in der Wartung.

Lernkurve: Es dauert eine gewisse Zeit, bis Chirurgen mit diesen Technologien vertraut sind.

Größe der Instrumente : Die Anpassung der Robotertechnologie an die kleinen Körper von pädiatrischen Patienten kann eine Herausforderung darstellen.

6. Die Zukunft der roboterassistierten Chirurgie in der Pädiatrie :

Technologische Innovationen: Kontinuierliche Verbesserungen der Robotersysteme für eine bessere Anpassungsfähigkeit in der Pädiatrie.

Erweiterter Zugang: Mit sinkenden Kosten und steigendem Bewusstsein könnten mehr und mehr Krankenhäuser diese Technologie einführen.

Aufkommende Anwendungen : Erforschung von Bereichen in der Pädiatrie, die in Zukunft von der Unterstützung durch Roboter profitieren könnten.

Die robotergestützte Chirurgie in der Pädiatrie öffnet die Tür zu präziseren und weniger invasiven Eingriffen. Eine breite Einführung erfordert jedoch eine spezialisierte Ausbildung, ein Bewusstsein für die Vorteile und Herausforderungen sowie kontinuierliche Investitionen in die Technologie. Wenn die Entwicklung der medizinischen Robotik weiter voranschreitet, könnte sie die Art und Weise, wie Kinderchirurgen die Behandlung ihrer jungen Patienten angehen, verändern.

Fortschrittliche Bildgebungstechniken

Die medizinische Bildgebung war schon immer ein grundlegendes Instrument für die Diagnose und Überwachung von Erkrankungen bei Kindern. In den letzten Jahrzehnten haben enorme technologische Fortschritte zu einer weiteren Verfeinerung dieser Techniken geführt, die die Diagnose präziser machen und gleichzeitig die Risiken minimieren. In der Pädiatrie sind diese Fortschritte von entscheidender Bedeutung, da Kinder besondere Herausforderungen in Bezug auf die Bildgebung haben.

1. Einleitung :
   Definition: Was versteht man unter "fortgeschrittenen Bildgebungstechniken" und warum sind sie in der Pädiatrie von entscheidender Bedeutung?
   Bedeutung: Die Rolle der Bildgebung bei der diagnostischen und therapeutischen Behandlung von Kindern.

2. Die Entwicklung der Bildgebungstechniken :

Von Röntgenbildern **zu Scannern:** Eine kurze Geschichte der Fortschritte in der pädiatrischen Bildgebung.

Die jüngsten technologischen Innovationen : Wie technologische Fortschritte die medizinische Bildgebung verändert haben.

3. Spezifische Bildgebungstechniken :

MRI (Magnetresonanztomographie) :

Vorteile: Detaillierte Darstellung des Weichgewebes ohne Strahlenbelastung.

Häufige pädiatrische Anwendungen : Diagnose von Hirnschäden, Beurteilung von angeborenen Herzfehlern usw.

Scanner (Computertomographie) :

Vorteile: Dünne Schnittbilder des Körpers mit hohem Detailgrad.

Reduzierung der Strahlenbelastung : Die neue Generation von Scannern verringert die Strahlenbelastung für Kinder.

Ultraschall :

Vorteile: Keine Strahlung, Echtzeitanzeige.

Spezifische Anwendungen: Beurteilung des Abdomens, des Herzens, der Blutgefäße und der fötalen Entwicklung.

Funktionelle und metabolische Bildgebung: Techniken wie Positronen-Emissions-Tomographie (PET) und Magnetresonanz-Spektroskopie (MRS).

Interventionelle Bildgebung: Die Verwendung von Bildern zur Steuerung medizinischer Verfahren, wie Biopsien oder das Legen von Kathetern.

4. Besondere Herausforderungen in der Pädiatrie :

Sedierung und Ruhigstellung: Umgang mit dem Unbehagen und der Angst der Kinder während der Bildgebungsverfahren.

Strahlendosierung: Minimieren Sie die Strahlenbelastung für Kinder und erhalten Sie gleichzeitig qualitativ hochwertige Bilder.

Bildinterpretation: Wachsende Strukturen bei Kindern können die Interpretation der Ergebnisse erschweren.

5. Die Zukunft der pädiatrischen Bildgebung :

Neu aufkommende Technologien : Neue Bildgebungsmodalitäten und Verbesserungen bestehender Techniken.

Künstliche Intelligenz und Bildgebung: Der Einsatz von KI zur Verbesserung der diagnostischen Genauigkeit und zur Optimierung von Bildgebungsprotokollen.

Schulung und Ausbildung: Sicherstellung, dass das Gesundheitspersonal mit den neuesten Bildgebungstechniken auf dem Laufenden bleibt.

Die medizinische Bildgebung in der Pädiatrie ist ein Bereich, der sich ständig weiterentwickelt, mit immer fortschrittlicheren Techniken, die klarere Bilder liefern und gleichzeitig die Sicherheit der jungen Patienten gewährleisten. Diese Fortschritte ermöglichen es medizinischem Fachpersonal, Krankheiten mit beispielloser Genauigkeit zu diagnostizieren und zu behandeln, wodurch die Ergebnisse für Kinder auf der ganzen Welt verbessert werden.

Die Rolle der Telemedizin und medizinische Anwendungen

Telemedizin und medizinische Anwendungen haben exponentiell an Bedeutung gewonnen, insbesondere als Reaktion auf die Notwendigkeit eines flexibleren Zugangs zu medizinischer Versorgung. Im Zusammenhang mit der Kinderchirurgie spielen diese technologischen Hilfsmittel eine entscheidende Rolle, da sie die Behandlung, Überwachung und Ausbildung der Patienten und ihrer Familien erleichtern.

1. Einleitung :

Definition: Was ist Telemedizin und wie passen medizinische Anwendungen in die heutige Gesundheitslandschaft?

Warum ist dies wichtig? Die Notwendigkeit von Anpassungsfähigkeit, Zugänglichkeit und Effizienz in der pädiatrischen Versorgung.

2. Telemedizin in der Kinderchirurgie :

Virtuelle Konsultationen: Die Vorteile von Videokonferenzen bei der Beurteilung von Patienten, der Erörterung von chirurgischen Optionen und der postoperativen Nachsorge.

Fernüberwachung: Einsatz von angeschlossenen Geräten zur Überwachung von Vitalzeichen oder anderen klinischen Parametern bei operierten Patienten.

Zusammenarbeit zwischen Fachleuten: Wie die Telemedizin die Erörterung komplexer Fälle mit Fachleuten aus der ganzen Welt erleichtert.

3. Medizinische Anwendungen :

Bildungsanwendungen: Tools, die Patienten und ihre Familien über chirurgische Verfahren, postoperative Pflege und andere relevante Aspekte informieren.

Anwendungen zur Nachsorge: Helfen Sie den Familien, die Genesung des Kindes nach der Operation zu verfolgen, Daten aufzuzeichnen oder Komplikationen zu melden.

Spiele und erweiterte Realität: Einsatz von Technologie zur Vorbereitung und Beruhigung der Kinder vor einem Eingriff oder zur Erleichterung ihrer Rehabilitation.

4. Herausforderungen und Bedenken :

Vertraulichkeit und Sicherheit: Die Notwendigkeit, medizinische Informationen in einer Online-Umgebung zu schützen.

Ungleicher Zugang: Haben alle Patienten Zugang zu Telemedizin und medizinischen Anwendungen?

Ausbildung und Adoption: Wie kann sichergestellt werden, dass das medizinische Personal und die Familien gut informiert sind und sich mit diesen Technologien wohlfühlen?

5. Die Zukunft der Telemedizin und der medizinischen Anwendungen :

Integration von künstlicher Intelligenz: Wie KI die Telemedizin und medizinische Anwendungen revolutionieren könnte.

Technologische Verbesserungen: Zukünftige Innovationen bei den Überwachungsgeräten, der virtuellen Realität und der Kommunikation zwischen Patient und Arzt.

Politik und Regulierung : Die notwendigen Entwicklungen, um die breite Nutzung von Telemedizin und medizinischen Anwendungen in der Kinderchirurgie zu unterstützen.

Telemedizin und medizinische Anwendungen bieten ein enormes Potenzial, um die Kinderchirurgie zu verändern und die Behandlung zugänglicher, persönlicher und effizienter zu machen. Während sich die Technologie weiterentwickelt, ist es von entscheidender Bedeutung, die Bedürfnisse der Patienten in den Mittelpunkt dieser Innovationen zu stellen, um die bestmöglichen Ergebnisse für Kinder und ihre Familien zu gewährleisten.

Kapitel 14:
DIE ÜBERNAHME
VON SCHMERZEN BEI KINDERN
MIT BESONDEREN BEDÜRFNISSEN

Kinder mit Störungen
neurologisch oder kognitiv

Chirurgische Eingriffe bei Kindern mit neurologischen oder kognitiven Störungen stellen die Pflegeteams vor eine einzigartige Reihe von Herausforderungen. Diese Kinder haben spezifische Bedürfnisse, die eine besondere Aufmerksamkeit und einen individuellen Ansatz erfordern.

1. Einleitung :
> **Hintergrund:** Die verschiedenen neurologischen und kognitiven Störungen, von denen ein Kind betroffen sein kann.

> **Bedeutung:** Warum diese Bedingungen in einer chirurgischen Umgebung besondere Aufmerksamkeit erfordern.

2. Verständnis von neurologischen und kognitiven Störungen :
> **Häufige neurologische Störungen :** Epilepsie, Zerebralparese, Neurodiversitäts-Spektrumstörungen wie Autismus, Hirntumore.

> **Kognitive Störungen:** Geistige Retardierung, Lernstörungen, Kopfverletzungen.

3. Präoperative Herausforderungen :
> **Medizinische Beurteilung:** Besonderheiten der Anamnese und der klinischen Untersuchung.

> **Kommunikation:** Anpassung der Ansprache an das Kind, Einbeziehung der pflegenden Angehörigen.

Vorbereitung: Verwendung von visuellen oder taktilen Hilfsmitteln, Simulationen.

4. Besonderheiten während des chirurgischen Eingriffs :

Anästhesie: Mögliche Arzneimittelreaktionen, erhöhte Überwachung.

Stressbewältigung: Das Kind kann nicht verstehen, was mit ihm geschieht oder unvorhersehbare Reaktionen zeigen.

Zusammenarbeit: Die Bedeutung der Teamarbeit zwischen Chirurgen, Anästhesisten, Krankenpflegern und Betreuern.

5. Postoperative Herausforderungen :

Überwachung: Postanästhetische Reaktionen, Schmerzmanagement.

Kommunikation: Informieren Sie das Kind und die Betreuer über die postoperative Pflege, antizipieren Sie die Bedürfnisse.

Rehabilitation: Interventionen von Physiotherapeuten, Logopäden oder Ergotherapeuten.

6. Holistischer Ansatz :

Umgebung : Anpassung der Krankenhausumgebung, um Stress und störende Reize zu minimieren.

Einbeziehung der Eltern : Sie sind oft am besten in der Lage, ihr Kind zu verstehen und mit ihm zu interagieren.

Fortbildung: Es ist wichtig, dass sich das medizinische Personal in Bezug auf neurologische und kognitive Störungen fortbildet.

7. Erfahrungsberichte und Fallstudien :

Erfahrungsbericht: Eltern und Angehörige der Gesundheitsberufe teilen ihre Erfahrungen und Ratschläge.

Analysen: Wie bestimmte Interventionen angepasst wurden, um den spezifischen Bedürfnissen der Kinder gerecht zu werden.

Die chirurgische Behandlung von Kindern mit neurologischen oder kognitiven Störungen erfordert einen patientenzentrierten Ansatz, bei dem jeder Eingriff auf das Individuum zugeschnitten ist. Mit einem tiefen Verständnis für die Bedürfnisse dieser Kinder und einer engen Zusammenarbeit mit ihren Familien ist es möglich, eine qualitativ hochwertige chirurgische Versorgung zu bieten und gleichzeitig ihr Wohlergehen zu gewährleisten.

Angepasste Techniken für nicht kommunizierende Kinder

Wenn ein nicht-kommunikatives Kind operiert werden muss, gibt es eine Vielzahl von Herausforderungen. Es ist eine besonders heikle Reise, die Einfühlungsvermögen, Geduld und Kompetenz erfordert. In diesem Kapitel erkunden wir die geeigneten Techniken für eine erfolgreiche Behandlung dieser jungen Patienten.

1. Einleitung :
   Definition: Wer sind nicht-kommunikative Kinder? Verstehen Sie ihre Welt und ihre Bedürfnisse.
   Bedeutung: Warum ist ein geeigneter Ansatz für diese Kinder entscheidend?
2. Techniken der nonverbalen Kommunikation :
   Körperwahrnehmung: Erkennen von Anzeichen von Not, Schmerz oder Wohlbefinden durch Körperhaltung, Bewegungen und Gesichtsausdrücke.
   Visuelle Hilfsmittel: Verwendung von Piktogrammen, Kommunikationstafeln oder geeigneten Anwendungen.
   Berührung: Eine beruhigende und informative Methode, wenn sie richtig angewendet wird.

3. Die Bedeutung der Umwelt :

Kontrollierte Stimuli: Reduzieren Sie laute Geräusche, helle Lichter und andere Elemente, die Stress verursachen können.

Sicherheitszonen: Schaffung von Räumen, in denen sich das Kind vor oder nach der Intervention sicher fühlen kann.

Vertraute Gegenstände: Lassen Sie das Kind einen vertrauten Gegenstand oder ein Spielzeug haben, um es zu trösten.

4. Vorbereitung auf die Intervention :

Präoperative Besuche: Lassen Sie das Kind die Operationsumgebung erkunden, um Ängste zu reduzieren.

Simulation: Verwendung von Puppen oder Spielzeug, um zu zeigen, was passieren wird.

Einbeziehung der Eltern: Ihre Anwesenheit und Beteiligung kann beruhigend sein.

5. Während der Intervention :

Nonverbale Signale: Setzen Sie mit dem Kind Signale für Bedürfnisse wie "Stopp" oder "Es geht mir gut".

Angemessene Überwachung: Einsatz von Geräten, die die Anzeichen einer Notlage bei einem nicht kommunizierenden Kind erkennen können.

Rolle der Begleitperson: Manchmal kann eine vertraute Person anwesend sein, um das Kind zu beruhigen.

6. Postoperative Erholung :

Schmerzmanagement: Achten Sie besonders auf nicht-verbale Anzeichen von Schmerzen und passen Sie die Behandlung entsprechend an.

Beruhigende Aktivitäten: Sanfte Musik, Klanggeschichten, Massagen.

Nachsorge zu Hause: Bereitstellung von Werkzeugen und Techniken für die Eltern, um die Genesung zu Hause zu steuern.

7. Ausbildung und Sensibilisierung des medizinischen Teams :

- **Spezifische Ausbildung:** Workshops über nonverbale Kommunikation und die besonderen Bedürfnisse von Kindern, die nicht kommunizieren können.
- **Erfahrungsaustausch:** Ermutigen Sie das medizinische Personal, ihre Erfolge und Herausforderungen zu teilen, um die Betreuung kontinuierlich zu verbessern.

Jedes nicht-kommunikative Kind ist einzigartig, und seine Behandlung erfordert besondere Sensibilität und Anpassungsfähigkeit. Indem wir unser Verständnis für ihre Bedürfnisse vertiefen und eng mit ihren Familien zusammenarbeiten, können wir eine chirurgische Behandlung von höchster Qualität anbieten und gleichzeitig ihr Wohlergehen in jeder Phase sicherstellen.

Palliativmedizin in der Kinderchirurgie

Die Notwendigkeit der Palliativmedizin in der Kinderchirurgie zu thematisieren, ist eine heikle und emotional belastende Aufgabe. Dieses Kapitel führt medizinisches Fachpersonal durch die komplexen Aspekte der Palliativmedizin, wobei der Schwerpunkt auf Mitgefühl, Komfort und der optimalen Unterstützung des Kindes und seiner Familie liegt.

1. Einleitung :

- **Definition von Palliativmedizin :** Grundprinzipien, Abgrenzung zur kurativen Versorgung.
- **Kontext in der Kinderchirurgie:** Wenn die Palliativmedizin in der Kinderchirurgie in Betracht gezogen wird.

2. Bewertung und Entscheidungsfindung :

Umfassende Beurteilung: Beurteilen Sie den physischen, emotionalen und sozialen Zustand des Kindes.

Dialoge über die Pflegeziele: Wesentliche Gespräche mit den Familien und Kindern, je nach deren Verständnisfähigkeit, um über den weiteren Weg zu entscheiden.

Ethik und Dilemmasituationen: Navigieren Sie durch schwierige Entscheidungen und respektieren Sie dabei die Würde und die Wünsche des Kindes und der Familie.

3. Schmerzmanagement und Komfort :

Strategien gegen Schmerzen: Einsatz von Medikamenten, alternative und ergänzende Therapien.

Nicht schmerzhafte Symptome: Umgang mit Übelkeit, Kurzatmigkeit, Angst oder anderen störenden Symptomen.

Beruhigende Umgebung : Schaffen Sie eine Atmosphäre der Ruhe und des Friedens für das Kind.

4. Emotionale, psychologische und spirituelle Unterstützung :

Für das Kind : Erkennen Sie ihre Ängste, Hoffnungen und Sorgen; erlauben Sie ihnen, ihre Gefühle auszudrücken.

Für die Familie: Trost spenden, Gefühle anhören und bestätigen, Hilfe bei der Trauerbewältigung.

Spirituelle Unterstützung: Respektieren Sie den Glauben der Familie, bieten Sie auf Wunsch spirituelle Ressourcen an.

5. Einfühlsame und transparente Kommunikation :

Prognosediskussion: Kommunizieren Sie ehrlich, aber mitfühlend.

- **Gemeinsame Entscheidungsfindung:** Aktive Einbeziehung der Familien in die Entscheidungen über die Pflege ihres Kindes.
- **Unterstützung von Geschwistern:** Erkennen Sie die Bedürfnisse der **Geschwister** und bieten Sie ihnen eine altersgerechte Unterstützung.

6. Sterbebegleitung und Trauer :
- **Vorbereitung:** Helfen Sie den Familien, die letzten Tage zu verstehen und sich darauf vorzubereiten.
- **Zeitpunkt des Todes:** Sicherstellung von Würde, Frieden und Respekt im Sterbeprozess.
- **Nach dem Tod:** Trauerbegleitung, Gedenkfeiern und Selbstfürsorge als Pfleger.

7. Pflege des Pflegeteams :
- **Burnout erkennen:** Symptome, Auswirkungen und wann Sie Hilfe suchen sollten.
- **Unterstützung unter Kollegen:** Aufbau einer Arbeitsumgebung, in der Emotionen geteilt und bestätigt werden können.
- **Professionelle Ressourcen:** Therapie, Selbsthilfegruppen, Dekompressionsmethoden.

Die palliative Versorgung in der Kinderchirurgie ist eine gemeinsame Reise des Kindes, der Familie und des medizinischen Teams. Jeder Schritt muss mit großem Mitgefühl, unerschütterlicher Unterstützung und der Verpflichtung, die Würde und das Wohlbefinden des Kindes zu erhalten, angegangen werden. In diesen schwierigsten Momenten sind unsere Menschlichkeit und unsere Hingabe als Pfleger unser größtes Geschenk.

Kapitel 15:
DER ÜBERGANG VON DER KINDER- ZUR ERWACHSENENPFLEGE

Vorbereitung des Kindes
und seiner Familie für den Übergang

Der Übergang vom Krankenhaus in die häusliche Umgebung ist ein entscheidender Schritt für das operierte Kind und seine Familie. Er erfordert eine sorgfältige Vorbereitung, um die Kontinuität der Pflege zu gewährleisten, Komplikationen zu minimieren und das emotionale Wohlbefinden aller Beteiligten zu unterstützen.

1. Einleitung :
   - **Bedeutung des Übergangs:** Verständnis, warum eine angemessene Vorbereitung für einen erfolgreichen Übergang von entscheidender Bedeutung ist.
   - **Hauptziele:** Schaffung der Grundlagen für eine kontinuierliche Erholung, Vermeidung unnötiger Rehospitalisierungen und Unterstützung der emotionalen Anpassung.
2. Erste Bewertung :
   - **Medizinischer Zustand des Kindes :** Überprüfen Sie den Zustand nach der Operation, die verschriebenen Medikamente und den Bedarf an medizinischer Hilfe.
   - **Bewertung der häuslichen Umgebung:** Sicherstellung der Sicherheit und Begehbarkeit der Wohnung für das Kind.

3. Bildung und Ausbildung :

   Medizinische Kompetenz: Unterrichten Sie die Eltern in der Grundpflege, dem Umgang mit Medikamenten und dem Erkennen von Warnzeichen.

   Verwaltung der Ausrüstung : Falls erforderlich, Schulung über die Verwendung von medizinischen Geräten oder Geräten für die häusliche Überwachung.

   Planung von Nachsorgeterminen: Organisation von postoperativen Konsultationen, Therapien und anderen wichtigen Terminen.

4. Emotionale Unterstützung :

   Mentale Vorbereitung: Unterstützung des Kindes und der Familie bei der Bewältigung der Sorgen, Erwartungen und Emotionen, die mit dem Übergang verbunden sind.

   Ressourcen für psychologische Unterstützung: Bereitstellung von Informationen über Selbsthilfegruppen, Berater oder sonstige psychosoziale Fachkräfte.

5. Koordination mit den häuslichen Pflegediensten :

   Häusliche Krankenpflege: Falls erforderlich, organisieren Sie Besuche von Krankenschwestern, um den Zustand des Kindes zu überwachen.

   Häusliche Therapien: Koordinieren Sie mit den Therapeuten für die notwendigen Dienstleistungen wie Physiotherapie oder Ergotherapie.

6. Verwaltung der Medikamente :

   Liste der Medikamente : Stellen Sie eine detaillierte Liste der Medikamente, Dosierungen und Zeiten zur Verfügung.

   Anzeichen von Nebenwirkungen: Informieren Sie darüber, worauf Sie achten müssen und wann Sie einen Arzt kontaktieren sollten.

7. Notfallplan :

   Erkennen von Komplikationen: Unterrichten Sie die Eltern über die Symptome, die eine sofortige ärztliche Behandlung erfordern.

   Wichtige Kontaktinformationen**:** Bereitstellung von Notrufnummern und Kontakten für verschiedene Situationen.

8. Anpassung an das tägliche Leben :

   Wiederaufnahme von Routinen: Dem Kind helfen, ein Gefühl der Normalität zu erlangen, indem es allmählich die täglichen Routinen wieder aufnimmt.

   Schulische Integration: Koordination mit den Schulen, um die Rückkehr des Kindes in die Klasse zu erleichtern.

Der Übergang vom Krankenhaus in die häusliche Umgebung ist eine heikle Phase, die eine enge Zusammenarbeit zwischen dem medizinischen Team, dem Kind und seiner Familie erfordert. Eine sorgfältige Vorbereitung, eine umfassende Erziehung und eine ständige emotionale Unterstützung sind für einen reibungslosen Übergang und eine kontinuierliche Erholung unerlässlich.

Wichtige Unterschiede in der Behandlung zwischen Kinder- und Erwachsenenpflege

Die Welt der Pädiatrie unterscheidet sich stark von der Welt der Erwachsenenmedizin. Diese Unterschiede beschränken sich nicht nur auf Größe und Gewicht, sondern erstrecken sich auch auf anatomische, physiologische, entwicklungsbezogene und emotionale Unterschiede. Das Verständnis dieser Unterschiede ist von entscheidender

Bedeutung, um eine angemessene und optimale Versorgung für jede Altersgruppe anbieten zu können.

1. Einleitung :
  - **Übersicht :** Eine Erkundung der unterschiedlichen Grundlagen der Kinder- und Erwachsenenmedizin.
  - **Ziel:** Hervorhebung der wichtigsten Aspekte, die bei der Behandlung von pädiatrischen Patienten zu berücksichtigen sind.
2. Anatomische und physiologische Unterschiede :
  - **Größe und Gewicht:** Anpassung der Medikamentendosierung und der Ausstattung.
  - **Reife der Organe:** sich entwickelnde Organe bei Kindern versus reife Organe bei Erwachsenen.
  - **Stoffwechsel und Homöostase:** Unterschiedliche Reaktionen auf Medikamente und physiologische Störungen.
3. Wachstum und Entwicklung :
  - **Entwicklungsstadien:** Erkennung der wichtigsten Phasen der körperlichen und kognitiven Entwicklung.
  - **Implikationen für die Behandlung :** Die Interventionen müssen den Entwicklungsstand des Kindes berücksichtigen.
4. Psychologische und emotionale Aspekte :
  - **Verständnis der Krankheit:** Ein Kind nimmt die Krankheit anders wahr als ein Erwachsener.
  - **Bewältigungsmechanismen:** Kinder verwenden verschiedene Strategien, um mit Schmerz und Krankheit umzugehen.
5. Kommunikation :
  - **Mit dem Kind :** Verwendung geeigneter Techniken, um zu erklären, zu beruhigen und Informationen zu erhalten.
  - **Mit den Eltern : Die** Bedeutung der elterlichen Beteiligung bei der Entscheidungsfindung und der emotionalen Unterstützung.

6. Ethische Aspekte :

Zustimmung : Ältere Kinder können ein Mitspracherecht haben, aber die Eltern oder Vormünder sind oft die Hauptentscheidungsträger.

Vertraulichkeit: Bewahrung der Privatsphäre des Kindes unter Einbeziehung der Eltern.

7. Umfassender Ansatz :

Integrierte Versorgung: Die Pädiatrie erfordert häufig einen multidisziplinären Ansatz, an dem verschiedene Spezialisten beteiligt sind.

Familiäre Auswirkungen: Die Krankheit oder Behandlung eines Kindes wirkt sich auf die gesamte Familiendynamik aus.

8. Übergang in die Erwachsenenpflege :

Einzigartige Herausforderungen: Jugendliche und junge Erwachsene mit chronischen Krankheiten müssen auf den Übergang zu einem Pflegesystem für Erwachsene vorbereitet werden.

Vorbereitung und Erziehung: Förderung der Selbständigkeit bei gleichzeitiger Gewährleistung der Kontinuität der Pflege.

Die Pädiatrie ist ein reiches und komplexes Fachgebiet, das Sensibilität und ein umfassendes Wissen über die Besonderheiten der Kindheit erfordert. Auch wenn Kinder nicht einfach nur "kleine Erwachsene" sind, ermöglicht das Erkennen und Verstehen der Unterschiede zwischen pädiatrischer und erwachsener Behandlung eine wirklich angemessene und patientenzentrierte Versorgung.

Umgang mit Erwartungen und Ängsten

Die Kinderchirurgie ist nicht nur für das Kind, sondern auch für seine Familie eine emotionale Reise. Der Umgang mit Erwartungen, Hoffnungen, Ängsten und Befürchtungen ist entscheidend für einen erfolgreichen chirurgischen

Prozess, sowohl aus medizinischer als auch aus emotionaler Sicht.

1. Einleitung :

   Die doppelte Herausforderung: Verstehen Sie die Dualität der Emotionen von Eltern und Kind.

   Ziel: Gewährleistung einer transparenten Kommunikation, Vermeidung unnötiger Enttäuschungen und Verringerung von Ängsten.

2. Realistische Erwartungen definieren :

   Aufklärung: Bereitstellung genauer Informationen über die Intervention, ihre Risiken und Vorteile.

   Transparenz: Ehrlichkeit in Bezug auf Einschränkungen und potenzielle Unsicherheiten.

3. Verwaltung der Hoffnungen :

   Gemessene Positivität: Ermutigung zu Optimismus bei gleichzeitiger Verankerung in der Realität.

   Absolute Versprechungen vermeiden: Erkennen Sie, dass jede Intervention ihre eigenen Risiken und Unwägbarkeiten hat.

4. Die Ängste des Kindes verstehen :

   Alter und Entwicklung : Die Angst variiert je nach Alter und Reife des Kindes.

   Umfragetechniken: Verwenden Sie geeignete Werkzeuge, um die spezifischen Ängste jedes Kindes zu bestimmen.

5. Umgang mit den Ängsten der Eltern :

   Empathie: Anerkennen, dass elterliche Ängste natürlich und oft intensiv sind.

   Information: Unwissenheit oder Missverständnisse können Ängste verstärken. Eine klare Information kann die Angst verringern.

6. Präoperative Vorbereitung :

   Besuche : Wenn das Kind und seine Familie den Operationssaal oder die Station kennen lernen, kann dies Ängste abbauen.

Rolle der paramedizinischen Teams: Mitarbeiter wie Psychologen oder spezialisierte Krankenschwestern können bei der Vorbereitung und Beruhigung von entscheidender Bedeutung sein.

7. Ablenkungstechniken :

Spielzeug und Medien: Verwenden Sie geeignete Ablenkungen, um die Aufmerksamkeit von der medizinischen Umgebung abzulenken.

Elterliche Beteiligung: Ermutigen Sie die Eltern, anwesend zu sein und eine aktive Rolle bei der Ablenkung und dem Trost zu spielen.

8. Nach der Operation :

Postoperative Kommunikation: Informieren Sie die Eltern frühzeitig über die Ergebnisse des Eingriffs, um ihre Ängste zu verringern.

Umgang mit Komplikationen: Wenn die Dinge nicht wie geplant laufen, ist eine klare und einfühlsame Kommunikation von entscheidender Bedeutung.

Die Kinderchirurgie ist ebenso eine emotionale wie eine medizinische Angelegenheit. Indem sie die Hoffnungen, Erwartungen und Ängste der Kinder und ihrer Eltern verstehen und aktiv ansprechen, können die Angehörigen der Gesundheitsberufe eine chirurgische Erfahrung gewährleisten, die sowohl das emotionale Wohlbefinden als auch die medizinischen Ergebnisse unterstützt.

Kapitel 16:
AUSBILDUNG UND MENTORING IN DER KINDERCHIRURGIE

Die Bedeutung von Mentoring für neue Krankenschwestern

Der Beginn jeder Karriere, auch in der Krankenpflege, ist oft mit Unsicherheiten, Zweifeln und der Angst vor dem Unbekannten verbunden. Für Krankenpfleger, die ihre Laufbahn in dem spezialisierten Bereich der Kinderchirurgie beginnen, können diese Gefühle noch verstärkt werden. In diesem Zusammenhang erscheint das Mentoring als ein wirkungsvolles Instrument, um Neulinge in diesem anspruchsvollen Bereich anzuleiten, zu unterstützen und zu inspirieren.

1. Einleitung :
    Die Lernkurve: Die Herausforderungen für neue Pfleger und die Notwendigkeit der Betreuung.
2. Was ist ein Mentor?
    Definition und Rolle: Ein Mentor ist mehr als nur ein Führer, er ist ein Lehrer, ein Berater und manchmal auch ein Freund.
    Eigenschaften eines guten Mentors: Einfühlungsvermögen, Geduld, Fachwissen und die Bereitschaft, sein Wissen zu teilen.
3. Vorteile des Mentorings für den Neuling :
    Erhöhtes Vertrauen: Eine kontinuierliche Unterstützung hilft, die anfängliche Unsicherheit zu überwinden.
    Klinische Kompetenz: Das Mentoring ermöglicht einen fließenderen Übergang von der Theorie zur Praxis.

Praktische Ratschläge: Tipps und Strategien zur Bewältigung der täglichen Herausforderungen.

Berufliches Netzwerk: Einführung in ein größeres Netzwerk von Fachleuten und Ressourcen.

4. Vorteile des Mentorings für den Mentor :

Persönliche Entwicklung: Unterrichten stärkt und vertieft die eigenen Kenntnisse des Mentors.

Zufriedenheit: Die Freude, einen Neuling wachsen und erfolgreich sein zu sehen, ist unbezahlbar.

Berufliche Verjüngung: Die Interaktion mit Neulingen kann neue Perspektiven eröffnen und die Begeisterung für den Beruf auffrischen.

5. Strukturierung einer Mentoring-Beziehung :

Formalität vs. Informalität: Strukturierte Mentoring-Programme vs. natürliche Beziehungen.

Häufigkeit und Art der Kommunikation: Finden Sie ein Gleichgewicht, das für beide Seiten akzeptabel ist.

Ziele festlegen: Stellen Sie klar, was der Neuling lernen und erreichen möchte.

6. Herausforderungen des Mentoring :

Vermeidung von Überfürsorge: Die Wichtigkeit, den Neuling seine eigenen Fehler machen und von ihnen lernen zu lassen.

Zeitmanagement: Vereinbarkeit der Anforderungen des Mentorings mit den beruflichen Verpflichtungen.

7. Mentoring im Kontext der Kinderchirurgie :

Spezifische Merkmale: Die einzigartigen Herausforderungen und die erforderlichen Fähigkeiten in diesem Bereich.

Erfahrungsaustausch: Erzählen Sie Geschichten aus Ihrem Leben, um Schlüsselpunkte zu veranschaulichen.

Wenn das Mentoring gut gemacht wird, ist es nicht nur für den Neuling von Vorteil, sondern auch für den Mentor und im weiteren Sinne für den gesamten Pflegeberuf. In dem sensiblen Bereich der Kinderchirurgie hilft es, kompetente, mitfühlende und selbstbewusste Fachkräfte zu formen, die bereit sind, ihren jungen Patienten die bestmögliche Pflege zukommen zu lassen.

Weiterbildungsressourcen

Die Medizin ist ein dynamisches Feld, das sich ständig weiterentwickelt, und die Krankenpflege in der Kinderchirurgie bildet hier keine Ausnahme. Eine kontinuierliche Fortbildung ist daher unerlässlich, um die aktuellste und effektivste Pflege zu gewährleisten. Lassen Sie uns in die Welt der Ressourcen eintauchen, die es Krankenpflegern ermöglichen, in ihrem Beruf auf dem neuesten Stand zu .bleiben

1. Einleitung :
   - **Warum ständige Weiterbildung?** Die Wichtigkeit, in einer sich schnell verändernden medizinischen Welt auf dem neuesten Stand zu sein.
   - **Vorteile für die Pflegekraft und den Patienten:** Wie die kontinuierliche Verbesserung die Qualität der Pflege direkt beeinflusst.
2. Seminare und Konferenzen :
   - **Reichweite und Relevanz:** Wie wählt man aus einer Vielzahl von Ereignissen aus?
   - **Netzwerk und Zusammenarbeit:** Die sekundären Vorteile der Teilnahme an diesen Zusammenkünften.
3. Zertifizierungsprogramme :
   - Spezialisierung in der Kinderchirurgie: Hervorhebung der eigenen Fachkenntnisse.
   - **Verfahren und Vorbereitung:** Wie Sie sicherstellen können, dass Sie für diese Zertifizierungen bereit sind.

4. Online-Kurse und Webinare :

   Flexibilität und Zugänglichkeit: Lernen Sie in Ihrem eigenen Tempo.

   Empfohlene Plattformen: Wo Sie relevante und qualitativ hochwertige Kurse finden.

5. Praktische Workshops :

   Simulation und Situationsbewusstsein: Der Wert des "Learning by doing".

   Fortschrittliche Technologien : Entdecken Sie die neuesten Innovationen in der Kinderchirurgie.

6. Fachveröffentlichungen :

   Zeitungen und Zeitschriften: Halten Sie sich über die neuesten Forschungen und Studien auf dem Laufenden.

   Empfehlungen für eine **regelmäßige Lektüre:** Was muss ein Krankenpfleger in der Kinderchirurgie unbedingt wissen?

7. Institutionelle Ressourcen :

   Interne Fortbildung: Nutzung der Möglichkeiten, die die eigene Einrichtung bietet.

   Partnerschaften mit Universitäten: Akademische Kooperationen für Forschung und Ausbildung.

8. Professionelle Netzwerke und Verbände :

   Die Bedeutung der Zugehörigkeit: Der Wert von Berufsgemeinschaften.

   Schlüsselorganisationen: Wo Sie Unterstützung, Ressourcen und Ausbildungsmöglichkeiten finden.

9. Technologische Ressourcen :

   Medizinische Anwendungen: Moderne Werkzeuge für Lernen und Praxis.

   Telemedizin: Kennenlernen der neuesten Entwicklungen bei der Fernbehandlung.

10. Persönliche Entwicklung und Soft Skills :

   Kommunikation, Führung, Stressmanagement: Wesentliche Fähigkeiten für den modernen Krankenpfleger.

Schulungen und Workshops: Wo und wie diese transversalen Kompetenzen entwickelt werden können.

Weiterbildung ist eine Investition in Zeit und Ressourcen, aber die Erträge sind von unschätzbarem Wert. Durch die Verpflichtung zum lebenslangen Lernen stellt die Krankenschwester für Kinderchirurgie sicher, dass sie Pflege von höchster Qualität bietet, während sie ihre Karriere weiterentwickelt und ihre berufliche Praxis bereichert.

Spezialisierungsprogramme und Zertifizierungen

In der Welt der Medizin ist Spitzenleistung nicht nur erwünscht, sondern wird auch erwartet. Für Krankenpfleger in der Kinderchirurgie bieten Spezialisierung und Zertifizierung eine einzigartige Gelegenheit, ihre Fähigkeiten zu vertiefen, ihr Fachwissen zu verfeinern und berufliche Anerkennung zu erlangen. Dies ist kein rein akademischer Prozess, sondern hat direkte und greifbare Auswirkungen auf die Qualität der geleisteten Pflege.

1. Die Bedeutung der Spezialisierung :
    Anerkennung von Kompetenzen: Wie Spezialisierung Krankenpfleger an der Spitze ihres Berufes auszeichnet.
    Auswirkungen auf die Pflege: Die Korrelation zwischen Spezialisierung und Verbesserung der Pflegequalität.
2. Spezialisierungsprozess :
    Bedarfsbewertung: Identifizierung der Stärken und der Bereiche, die entwickelt werden müssen.

- **Spezialisierte Ausbildung:** Akademische und klinische Studiengänge zur Vervollständigung der Fähigkeiten.
- **Mentoring :** Die entscheidende Rolle von Mentoren im Spezialisierungsprozess.

3. Zertifizierungen: eine Qualitätsgarantie :
- **Was ist eine Zertifizierung?** Eine Definition und ihre Bedeutung in der medizinischen Landschaft.
- **Die Vorteile der Zertifizierung:** Berufliche Anerkennung, Vertrauen der Patienten und Karriereförderung.

4. Erhalt von Zertifizierungen :
- **Kriterien und Berechtigung:** Verständnis der Voraussetzungen für jede Qualifikation.
- **Vorbereitung und Prüfung:** Strategien zur effektiven Vorbereitung und zum Bestehen von Prüfungen.

5. Schlüsselzertifizierungen in der Kinderchirurgie :
- **Zertifizierung in der Kinderkrankenpflege:** Die Grundlage für jeden Krankenpfleger, der sich spezialisieren möchte.
- **Zertifizierung in Kinderchirurgie:** Eine zusätzliche Ebene der Expertise für diejenigen, die im Operationssaal stehen.

6. Aufrechterhaltung und Erneuerung der Zertifizierung :
- **Anforderungen an** die **Weiterbildung:** Verpflichtung zur Aufrechterhaltung und Aktualisierung der Kompetenzen.
- **Audits und Bewertungen :** Kontrollmechanismen zur Gewährleistung der Qualität der Gesundheitsversorgung.

7. Internationale Anerkennung :
- **Gültigkeit von Zertifizierungen im Ausland:** Möglichkeiten und Herausforderungen der grenzüberschreitenden Pflegepraxis.
- **Prozess der gegenseitigen Anerkennung:** Wie Sie Ihre Kompetenzen international übertragen und anerkennen lassen können.

8. Der Weg zur Superspezialisierung :

Nischenbereiche in der Kinderchirurgie: Erforschung hochrangiger Spezialgebiete wie pädiatrische Herzchirurgie oder Neurologie.

Ausbildung und Zertifizierung: Die Schritte zum Erreichen dieser knappen Fachkenntnisse.

Spezialisierung und Zertifizierung sind nicht einfach nur Etiketten oder Titel. Sie verkörpern eine tiefe Verpflichtung zur Exzellenz, ein Versprechen an die Patienten und ihre Familien, dass die Pflegekraft eine Pflege von höchstmöglicher Qualität leisten wird. Für die Pflegekraft ist es auch eine Gelegenheit zum Wachstum, zur beruflichen Weiterentwicklung und zur wohlverdienten Anerkennung.

Kapitel 17:
VERWALTUNG VON KOMPLIKATIONEN UND UNVORHERGESEHENE EREIGNISSE

Schnelles Erkennen und Behandeln häufige postoperative Komplikationen

Das Ergebnis einer Kinderchirurgie endet nicht mit dem Ende der Operation. Die Zeit nach der Operation ist eine entscheidende Phase, in der das Kind einem Risiko ausgesetzt ist, verschiedene Komplikationen zu entwickeln, von denen einige möglicherweise schwerwiegend sind. Für die Krankenschwester sind ein gründliches Verständnis, ständige Wachsamkeit und schnelles Eingreifen unerlässlich, um die Sicherheit und das Wohlergehen des jungen Patienten zu gewährleisten.

1. Einleitung :
   Die entscheidende Bedeutung der postoperativen Überwachung: Die Zeit, in der die Risiken bestehen bleiben.
2. Respiratorische Komplikationen :
   Atelektase: Verständnis, Erkennung und Behandlung des teilweisen oder vollständigen Lungenkollapses.
   Hypoxie: Anzeichen, Ursachen und schnelles Eingreifen, um eine angemessene Sauerstoffversorgung zu gewährleisten.
   Aspiration: Die Gefahren des Einatmens von Magensekreten oder -inhalten und wie darauf zu reagieren ist.

3. Kardiale Komplikationen :

Arrhythmie: Erkennen Sie Unregelmäßigkeiten des Herzrhythmus und wissen Sie, wann Sie handeln müssen.

Postoperative Hypotonie oder Hypertonie: Umgang mit Blutdruckschwankungen.

4. Neurologische Komplikationen :

Postoperatives Delirium: Erkennen und Behandeln dieser vorübergehenden Verwirrung, die nach einer Operation auftreten kann.

Nervenschäden: Wie sie entstehen können und wie Sie darauf reagieren sollten.

5. Schmerzbedingte Komplikationen :

Unzureichend kontrollierte Schmerzen: Anzeichen, Auswirkungen und Interventionen.

Nebenwirkungen von Schmerzmitteln: Von Verstopfung bis Atemdepression, wie man mit Komplikationen von schmerzstillenden Medikamenten umgeht.

6. Infektiöse Komplikationen :

Wundinfektionen: Vorbeugung, Früherkennung und Behandlung.

Sepsis: Verstehen Sie diese lebensbedrohliche Reaktion, ihre Anzeichen und die zu ergreifenden Maßnahmen.

7. Gastrointestinale Komplikationen :

Postoperativer Ileus: Erkennen und behandeln Sie diese vorübergehende Lähmung des Darmtrakts.

Gastrointestinale Blutungen: Ursachen, Warnzeichen und Maßnahmen.

8. Urologische und renale Komplikationen :

Harnretention: Häufige Ursachen, Erkennung und Maßnahmen.

Akutes Nierenversagen: Verstehen, erkennen und handeln bei dieser schweren Komplikation.

9. Haut- und Wundkomplikationen :

Hämatom und Serom: Identifizierung und Verwaltung von Flüssigkeitsansammlungen.

Dehiszenz der Wunde: Wenn die Wunde beginnt, sich zu öffnen, wie reagieren Sie?

10. Die emotionale und psychologische Reaktion nach der Operation :

Traumatische Reaktionen: Verstehen Sie die Anzeichen eines emotionalen Traumas und wie Sie das Kind unterstützen können.

Die postoperative Phase ist ein fruchtbarer Boden für verschiedene Komplikationen. Dank einer soliden Ausbildung, sorgfältiger Beobachtung und schnellem Eingreifen ist der Krankenpfleger für Kinderchirurgie jedoch bestens gerüstet, um die Sicherheit und das Wohlergehen seiner jungen Patienten zu gewährleisten.

Bedeutung der Simulation für die Vorbereitung auf Notfälle

Die Kinderchirurgie ist ein komplexes und anspruchsvolles Gebiet, das höchste Präzision und Reaktionsfähigkeit auf wechselnde Situationen erfordert. In diesem Zusammenhang kann die Bedeutung der Simulation als Schulungs- und Vorbereitungsinstrument nicht unterschätzt werden. Sie bietet medizinischem Fachpersonal eine Plattform, auf der sie das Management von Notfällen üben können, ohne das Leben echter Patienten zu riskieren.

1. Einleitung :

Definition der medizinischen Simulation: Was ist das und warum ist sie relevant?

2. Die Vorteile der Simulation :

Learning by doing: Die Möglichkeit, immer wieder zu üben, um die eigenen Fähigkeiten zu verbessern.

Einführung von Notfallszenarien: Vorbereitung auf seltene, aber kritische Situationen, die im Operationssaal auftreten können.

Fehlerreduzierung: Die Simulation ermöglicht es, Fehler in einer risikofreien Umgebung zu identifizieren und zu korrigieren.

3. Simulation und klinische Kompetenz :

Verbesserung der Techniken: Vom Atemwegsmanagement bis zur Herz-Lungen-Wiederbelebung hilft die Simulation, die wesentlichen Fähigkeiten zu beherrschen.

Schnelle Entscheidungsfindung : Die Simulation hilft, die Entscheidungsfindung in Echtzeit zu verbessern, indem sie den Schwerpunkt auf Schnelligkeit und Effizienz legt.

4. Verbesserung der Teamkommunikation :

Stärkung der Zusammenarbeit: Lernen Sie, mit anderen Mitgliedern des medizinischen Teams zusammenzuarbeiten.

Konfliktmanagement: Die Simulation kann bei der Navigation und der Lösung von Streitigkeiten helfen, die in stressigen Situationen auftreten können.

5. Vertrautheit mit den neuen Technologien :

Aktualisierung der Kompetenzen: Mit der schnellen Entwicklung der medizinischen Technologie bietet die Simulation eine Gelegenheit, den sicheren Umgang mit neuen Geräten zu erlernen.

6. Bewertung und Feedback :

Selbstbewertung: Die Simulation ermöglicht es den Angehörigen der Gesundheitsberufe, ihre Stärken und Verbesserungsbereiche zu erkennen.

Konstruktives Feedback: Erhalten Sie Kritik und Ratschläge von Ausbildern und Gleichaltrigen, um sich kontinuierlich zu verbessern.

7. Emotionale und psychologische Aspekte :

Stressbewältigung: Die Simulation hilft, das Pflegepersonal auf die Bewältigung von Stress und Angst vorzubereiten, die in realen Notfällen auftreten können.

Stärkung des Selbstvertrauens**:** Durch das Training in einer simulierten Umgebung können Krankenpfleger an Selbstvertrauen gewinnen.

8. Die Entwicklung der Simulation in der Kinderchirurgie :

Von Schaufensterpuppen zu virtuellen Umgebungen: Erforschung der technologischen Fortschritte im Bereich der medizinischen Simulation.

In der schnellen und anspruchsvollen Welt der Kinderchirurgie entwickelt sich die Simulation zu einer unschätzbaren Ressource, um das Pflegepersonal auf die Bewältigung von Notfällen vorzubereiten und diese effektiv zu bewältigen. Sie stärkt nicht nur die klinischen Fähigkeiten, sondern auch das Vertrauen, die Zusammenarbeit und die Kommunikationsfähigkeit, die für die Sicherheit und das Wohlergehen der jüngsten und am meisten gefährdeten Patienten entscheidend sind.

Kommunikation mit der Familie im Falle eines unvorhergesehenen Ereignisses

Im Bereich der Kinderchirurgie ist die effektive Kommunikation mit den Familien eine grundlegende Fähigkeit, insbesondere wenn es darum geht, unerwartete oder ungünstige Nachrichten mitzuteilen. Die Art und Weise, wie diese Kommunikation gehandhabt wird, kann einen nachhaltigen Einfluss auf das Vertrauen der Familie in das medizinische Team und auf ihre Fähigkeit, mit der Situation umzugehen, haben.

1. Einleitung :

   Die Bedeutung von Kommunikation: Die Notwendigkeit, den Familien klare und präzise Informationen zur Verfügung zu stellen, insbesondere in Krisenzeiten.

2. Vorbereitung auf das Gespräch :

   Fakten zusammentragen: Bevor Sie mit der Familie sprechen, ist es wichtig, die Situation vollständig zu verstehen.

   Wählen Sie die richtige Zeit und den richtigen Ort: Bestimmen Sie einen ruhigen, privaten Raum und stellen Sie sicher, dass der Zeitpunkt für das Gespräch günstig ist.

   Stellen Sie das Team zusammen: Wer sollte anwesend sein? Welche Rolle wird jedes Teammitglied spielen?

3. Ein Gespräch beginnen :

   Verwendung einer klaren und einfachen Sprache: Vermeiden Sie medizinischen Jargon und stellen Sie sicher, dass die Familie jeden Schritt versteht.

   Ehrlich sein: Es ist wichtig, genaue Informationen zu teilen, auch wenn diese nicht vorteilhaft sind.

   Empathie zeigen: Erkennen und bestätigen Sie die Gefühle der Familie.

4. Umgang mit unvorhergesehenen Ereignissen :

   Komplikationen bei der Operation: Wie kann die Familie über eine Veränderung oder Komplikation während der Operation informiert werden?

   Unerwartete Ergebnisse: Wie gehen Sie mit unerwarteten Nachrichten über die Diagnose oder Prognose um?

   Schwierige Entscheidungen: Anleitung der Familie bei komplexen oder potenziell umstrittenen medizinischen Entscheidungen.

5. Unterstützung anbieten :

- **Psychologische Ressourcen:** Beauftragen Sie Berater oder Psychologen, die der Familie helfen, mit Stress und Schock umzugehen.
- **Seelsorge:** Bereitstellung von Ressourcen oder Kontakten für die Seelsorge, wenn die Familie dies wünscht.
- **Die Familie mit anderen Familien in Verbindung bringen:** Manchmal kann es beruhigend sein, mit jemandem zu sprechen, der eine ähnliche Erfahrung gemacht hat.

6. Umgang mit Reaktionen :

- **Wut und Schuldzuweisungen:** Wie geht man damit um und wie reagiert man, wenn die Familie wütend ist oder Schuldzuweisungen sucht?
- **Kummer und Traurigkeit: Bieten Sie** Raum für Kummer und gleichzeitig Unterstützung.

7. Follow-up :

- **Regelmäßige Updates:** Informieren Sie die Familie weiterhin über die Entwicklung der Situation.
- **Nachbesprechungssitzungen:** Organisieren Sie Nachbesprechungssitzungen, um Fragen zu beantworten und Missverständnisse zu klären.

Die Kommunikation mit den Familien bei unvorhergesehenen Ereignissen ist eine der schwierigsten, aber auch entscheidendsten Aufgaben in der Kinderchirurgie. Der Umgang mit solchen Situationen mit Empathie, Ehrlichkeit und Unterstützung stärkt die Beziehung zwischen dem medizinischen Team und der Familie und fördert ein besseres Verständnis und eine bessere Zusammenarbeit in den schwierigsten Momenten.

Kapitel 18:
EINBEZIEHUNG DER ELTERN
UND ANGEHÖRIGEN IN DER PFLEGE

Die Rolle der Eltern
als Pflegepartner

Wenn es um die medizinische Versorgung von Kindern geht, sind die Eltern oder Vormünder nicht nur Zuschauer. Sie spielen eine entscheidende Rolle, indem sie ein einzigartiges Verständnis für ihr Kind, sein Verhalten, seine Bedürfnisse und seine Vorgeschichte mitbringen. Ihre aktive Einbeziehung in den Pflegeprozess kann die Ergebnisse und das Wohlbefinden des Kindes verbessern.

1. Einleitung :
    Definieren Sie Partnerschaft: Wie können Eltern mit dem medizinischen Team zusammenarbeiten, um die bestmögliche Versorgung zu gewährleisten?
2. Die Vorteile einer Zusammenarbeit zwischen Eltern und Fachleuten :
    Einzigartige Perspektive: Die Eltern kennen ihr Kind besser als jeder andere und können wertvolle Informationen liefern.
    Verbesserung der Pflege: Der Beitrag der Eltern kann die Genauigkeit der Diagnose, die Pflege und den Komfort des Kindes verbessern.
    Angstreduktion: Wenn die Eltern einbezogen werden, kann ihre eigene Angst reduziert werden, was sich positiv auf das Kind auswirkt.
3. Schlüsselbereiche der Zusammenarbeit :
    Erhebung der Krankengeschichte: Die Eltern stellen wesentliche Details über die Krankengeschichte und das Verhalten des Kindes zur Verfügung.

Festlegung der Pflegeprioritäten: Ermittlung der spezifischen Sorgen und Bedürfnisse des Kindes in Absprache mit den Eltern.

Tägliche Interventionen: Die Eltern können bei der Verabreichung von Medikamenten, der Überwachung der Lebenszeichen usw. behilflich sein.

4. Elternbildung und -erziehung :

Informationen bereitstellen: Erklären Sie die Verfahren, Medikamente und Maßnahmen, damit die Eltern sie verstehen und sich wohl fühlen.

Technische Bildung: Eltern sollen einige grundlegende Fähigkeiten erlernen, um ihr Kind zu Hause zu betreuen.

Workshops und Seminare: Organisation von Bildungsveranstaltungen für Eltern zu verschiedenen Themen im Zusammenhang mit der Kinderchirurgie.

5. Navigieren Sie durch die Herausforderungen :

Uneinigkeit über Behandlungspläne: Wie geht man mit Situationen um, in denen sich Eltern und medizinisches Fachpersonal nicht einig sind?

Kulturelle Vielfalt respektieren: Verständnis und Respekt für kulturelle Überzeugungen und Praktiken, die die elterlichen Entscheidungen beeinflussen können.

6. Offene Kommunikation pflegen :

Aktiv zuhören : Die Meinung der Eltern wertschätzen und sie ermutigen, Fragen zu stellen.

Regelmäßiges Feedback: Informieren Sie die Eltern über Fortschritte und Herausforderungen und sammeln Sie ihr Feedback.

7. Die Rolle der Eltern nach der Operation :

Häusliche Pflege: Vorbereitung der Eltern auf die Pflege ihres Kindes nach der Entlassung aus dem Krankenhaus.

Anerkennung: Wertschätzung der Beteiligung der Eltern und Anerkennung ihrer wichtigen Rolle.

Die Eltern sind als Pflegepartner eine unersetzliche Dimension für das medizinische Team. Indem wir ihre Rolle anerkennen und sie aktiv einbeziehen, können wir eine ganzheitliche und kindzentrierte Behandlung anbieten, die optimale Ergebnisse und eine positive Erfahrung für alle Beteiligten fördert.

Bildung und Erziehung der Eltern für die häusliche Pflege

Wenn der Lärm der Maschinen und das ständige Summen des Krankenhauses nachlässt und der vertrauten Ruhe zu Hause weicht, sehen sich die Eltern eines Kindes, das operiert wurde, oft mit einer neuen Realität konfrontiert. Plötzlich sind sie die Hauptversorger für ihr Kind, ohne das unmittelbare Sicherheitsnetz des medizinischen Personals in der Nähe. Dieser Übergang ist zwar wünschenswert, kann aber auch einschüchternd sein. Aus diesem Grund ist die Ausbildung und Erziehung der Eltern in Bezug auf die häusliche Pflege absolut unerlässlich.

Während des Krankenhausaufenthalts ist es von entscheidender Bedeutung, dass die Eltern eine gründliche Schulung erhalten, die auf ihre Bedürfnisse und die ihres Kindes zugeschnitten ist. Diese Schulung sollte sich nicht auf die Demonstration von Techniken oder das Aushändigen von Broschüren beschränken. Sie muss interaktiv sein, wiederholte Praxis, Simulationen und kontinuierliches Feedback von Seiten des Gesundheitspersonals beinhalten.

Ebenso wichtig ist es, die Eltern darüber aufzuklären, was sie zu Hause erwarten können. Dies könnte den Umgang mit postoperativen Schmerzen, das Erkennen von Anzeichen einer Infektion oder Komplikationen und die korrekte Verabreichung von Medikamenten umfassen.

Neben diesen technischen Aspekten benötigen die Eltern auch Ratschläge, wie sie ihr Kind emotional unterstützen, ihren eigenen Stress bewältigen und sich an eine neue Routine gewöhnen können.

Die Gesundheitsexperten können verschiedene Methoden anwenden, um diese Erziehung zu erleichtern. Persönliche Demonstrationen, bei denen die Eltern ermutigt werden, Techniken unter Aufsicht einer Fachkraft zu üben, können sehr effektiv sein. Auch Lehrvideos, Anwendungen zur Überwachung der Pflege und Workshops können die Ausbildung ergänzen.

Der vielleicht wichtigste Aspekt dieser Aufklärung ist jedoch die kontinuierliche Unterstützung. Das Wissen, dass sie das Krankenhaus kontaktieren können, um Fragen zu stellen oder Klarstellungen zu erhalten, kann den Eltern eine enorme Beruhigung bieten. Die Einrichtung regelmäßiger Kontaktpunkte, sei es per Telefon, Video oder Hausbesuch, kann sicherstellen, dass die Eltern sich unterstützt fühlen und in der Lage sind, ihrem Kind die bestmögliche Pflege zukommen zu lassen.

Die angemessene Vorbereitung der Eltern auf die häusliche Pflege nach einer Kinderoperation ist nicht nur eine Frage der technischen Fähigkeiten. Es geht darum, ihr Vertrauen zu stärken, sie emotional zu unterstützen und sicherzustellen, dass sie dafür gerüstet sind, sich in der postoperativen Phase mit Selbstvertrauen und Mitgefühl zu bewegen. Eine solche Vorbereitung ist die Grundlage für eine erfolgreiche Genesung und einen reibungslosen Übergang in die Normalität für das Kind und seine Familie.

Umgang mit Meinungsverschiedenheiten und Spannungen

Die Kinderchirurgie ist von Natur aus ein Bereich, in dem die Emotionen hochkochen. Eltern sorgen sich naturgemäß um die Gesundheit und das Wohlergehen ihres Kindes, während das medizinische Fachpersonal trotz seiner gründlichen Ausbildung oft mit schwierigen Situationen, heiklen Entscheidungen und unsicheren Ausgängen konfrontiert wird. In diesem Zusammenhang kann es zu Meinungsverschiedenheiten und Spannungen kommen, und die Art und Weise, wie damit umgegangen wird, kann einen erheblichen Einfluss auf das Wohlergehen des Kindes und die Qualität der Pflege haben.

Erkennung und Validierung von Emotionen : Der erste Schritt zum effektiven Umgang mit Spannungen besteht darin, die Emotionen der Beteiligten zu erkennen und zu bestätigen. Eltern können sich angesichts der Situation ihres Kindes hilflos, frustriert oder wütend fühlen. Die Angehörigen der Gesundheitsberufe können sich unter Druck gesetzt fühlen, die richtigen Entscheidungen zu treffen und gleichzeitig ihren eigenen emotionalen Stress zu bewältigen. Diese Gefühle zu erkennen, ist für eine offene und ehrliche Kommunikation unerlässlich.

Aktives Zu hören: Zuhören ist vielleicht das mächtigste Werkzeug, das Gesundheitsfachkräften zur Verfügung steht. Indem sie den Sorgen der Eltern aufmerksam zuhören, ohne zu urteilen, können sie die Quelle der Spannungen identifizieren und daran arbeiten, diese zu beheben. Aktives Zuhören bedeutet, nicht nur die Worte zu hören, sondern die zugrunde liegenden Emotionen zu verstehen und mit Einfühlungsvermögen darauf zu reagieren.

Klarheit der Informationen: Oftmals entstehen Meinungsverschiedenheiten aufgrund von mangelndem Verständnis oder unklaren Informationen. Es ist daher von entscheidender Bedeutung, sicherzustellen, dass alle Parteien über korrekte und vollständige Informationen verfügen, die klar und verständlich präsentiert werden.

Suche nach Kompromissen: In manchen Situationen kann es notwendig sein, einen Kompromiss zu finden, der sowohl die Präferenzen der Eltern als auch die medizinischen Empfehlungen berücksichtigt. Dies kann eine eingehende Diskussion, Zusammenarbeit und eine gewisse Flexibilität seitens des medizinischen Fachpersonals erfordern.

Professionelle Mediation: In Situationen, in denen die Spannungen anhalten, kann es von Vorteil sein, einen professionellen Mediator hinzuzuziehen. Diese Experten können helfen, die Kommunikation zu erleichtern, Missverständnisse zu klären und für beide Seiten akzeptable Lösungen zu finden.

Emotionale Unterstützung: Die Bereitstellung von emotionaler Unterstützung, sei es in Form einer Beratung durch einen Psychologen oder einer Selbsthilfegruppe für Eltern, kann helfen, Spannungen abzubauen. Ebenso können Angehörige der Gesundheitsberufe von Nachbesprechungen oder Selbsthilfegruppen profitieren, um ihren eigenen emotionalen Stress zu bewältigen.

Der Schlüssel zum Umgang mit Meinungsverschiedenheiten und Spannungen in der Kinderchirurgie liegt darin, sich auf das wichtigste Ziel zu konzentrieren: das Wohlergehen des Kindes. Wenn diese Priorität im Auge behalten wird, können medizinische Fachkräfte und Eltern zusammenarbeiten, um die Herausforderungen zu überwinden und die bestmögliche Versorgung zu gewährleisten.

Kapitel 19:
BEWERTUNG UND
QUALITÄTSSICHERUNG

Bewertungsprotokolle
der Pflege und der Verfahren

Wie in allen medizinischen Disziplinen ist es auch in der Kinderchirurgie von entscheidender Bedeutung, dass die Pflege sicher und effizient ist und den besten Praktiken entspricht. Protokolle zur Bewertung der Pflege und der Verfahren spielen eine entscheidende Rolle, um sicherzustellen, dass die Kinder eine qualitativ hochwertige Pflege erhalten. Diese Protokolle bieten uns Werkzeuge, um Maßnahmen zu messen, zu bewerten und, wenn nötig, zu ändern, um die Ergebnisse zu optimieren.

Ziele der Bewertungen : Der Hauptzweck von Bewertungen ist die kontinuierliche Verbesserung. Ob es darum geht, Bereiche zu identifizieren, die besondere Aufmerksamkeit erfordern, Trends zu erkennen oder die Wirksamkeit einer neuen Technik zu bewerten, der Evaluierungsprozess zielt darauf ab, die Pflege und die Ergebnisse für die Patienten zu verbessern.

Qualitätsindikatoren: Diese Indikatoren sind spezifische Messungen, die Informationen über die Leistung eines Krankenhauses oder einer Klinik liefern. Sie können sich auf die Patientensicherheit, die Zufriedenheit, die klinischen Ergebnisse oder die Wirksamkeit von Verfahren beziehen. Beispiele sind die postoperative Erholungszeit, die postoperative Infektionsrate und der Prozentsatz der Patienten, die einen erneuten Krankenhausaufenthalt benötigen.

Klinisches Audit: Dies ist eine detaillierte Prüfung der aktuellen klinischen Praxis, um sicherzustellen, dass sie den empfohlenen Richtlinien entspricht. Die Prüfung kann Bereiche aufzeigen, in denen die Pflege von den erwarteten Standards abweicht, so dass eine gezielte Intervention zur Verbesserung der Qualität möglich ist.

Patienten- und Familienfeedback: Die Perspektive des Patienten und seiner Familie ist für die Bewertung der Qualität der Pflege von entscheidender Bedeutung. Umfragen zur Zufriedenheit, Fokusgruppen und andere Formen des Feedbacks können wertvolle Informationen über die Erfahrungen des Patienten liefern, Informationen, die für das Gesundheitspersonal möglicherweise nicht sofort ersichtlich sind.

Mortalitäts- und Morbiditätsüberprüfungen (MRM): MRM sind regelmäßige Treffen, bei denen Gesundheitsfachkräfte Fälle untersuchen, in denen Patienten Komplikationen erlitten haben oder verstorben sind. Diese Überprüfungen ermöglichen es, die Ursachen der Komplikationen zu identifizieren, aus Fehlern zu lernen und Strategien zu entwickeln, um ähnliche Vorfälle in der Zukunft zu verhindern.

Fortlaufende Schulung und Ausbildung: Wenn sich die Medizin weiterentwickelt, ändern sich auch die Protokolle und Richtlinien. Die Fortbildung ermöglicht es dem medizinischen Personal, sich über die neuesten Forschungen, Techniken und Empfehlungen auf dem Laufenden zu halten und so sicherzustellen, dass die Patienten die aktuellste Versorgung erhalten.

Interdisziplinäre Zusammenarbeit: Die Kinderchirurgie ist kein isoliertes Fachgebiet. Sie ist auf die Zusammenarbeit vieler Spezialisten angewiesen. Multidisziplinäre Teams aus Chirurgen, Anästhesisten, Kinderärzten, Krankenschwestern und anderen Spezialisten können regelmäßig zusammenkommen, um Protokolle zu bewerten, Fälle zu besprechen und Wissen auszutauschen.

Damit die Kinderchirurgie weiterhin Fortschritte machen kann, ist es wichtig, dass die Pflege und die Verfahren regelmäßig bewertet werden. Die Bewertungsprotokolle stellen sicher, dass jedes Kind eine Behandlung von höchstmöglicher Qualität erhält, wodurch die Risiken verringert und die positiven Ergebnisse maximiert werden.

Bedeutung der Zeitschrift Morbi-Mortalität

Die Morbi-Mortalitäts-Review (MMR) ist ein leistungsfähiges und wichtiges medizinisches Instrument zur Analyse von Komplikationen und Todesfällen, die bei der Behandlung von Patienten auftreten. In der Kinderchirurgie, wo jeder Eingriff eine heikle Herausforderung mit vielen Facetten ist, wird die MRM zu einem zentralen Dreh- und Angelpunkt, um nicht nur die Qualität der Pflege zu sichern, sondern auch deren kontinuierliche Weiterentwicklung.

Lernen aus Fehlern: Einer der größten Werte von RMM ist die Umwandlung von Fehlern, Komplikationen und Todesfällen in Lernmöglichkeiten. Die gründliche Analyse jedes einzelnen Falles ermöglicht es, die tieferen Ursachen unerwünschter Ereignisse zu verstehen und bietet so die Möglichkeit, diese in Zukunft zu verhindern.

Vertrauensklima: Eine gut durchgeführte RMM fördert ein Umfeld, in dem Fachleute offen und ehrlich über Vorfälle sprechen können, ohne Angst vor Schuldzuweisungen oder Nachwirkungen haben zu müssen. Dieser sichere Kommunikationsraum ist entscheidend dafür, dass die Lehren tatsächlich gezogen werden können.

Standardisierung von Verfahren: Durch die Identifizierung von Trends oder wiederkehrenden Gründen bei Komplikationen kann die MRM Lücken in den aktuellen Protokollen aufdecken, was zur Entwicklung und Annahme neuer Richtlinien zur Standardisierung und Optimierung der Pflege führen kann.

Verbesserung der Pflegequalität: Im Laufe der Zeit können die Einrichtungen aufgrund der Erkenntnisse aus den MRM eine greifbare Verbesserung der Pflegequalität beobachten, mit weniger Komplikationen und einem besseren Risikomanagement.

Verantwortungsbewusstsein und Engagement : Die Teilnahme an regelmäßigen MRMs ermutigt das gesamte medizinische Team, sich aktiv an der kontinuierlichen Verbesserung zu beteiligen, wodurch das Verantwortungsbewusstsein jedes Einzelnen gestärkt wird.

Holistische Perspektive: Obwohl sie sich auf unerwünschte Ereignisse konzentriert, bietet die MRM auch eine breitere Perspektive auf die geleistete Pflege. Sie ermöglicht die Analyse nicht nur der klinischen Faktoren, sondern auch der menschlichen, organisatorischen und systemischen Faktoren, die die Ergebnisse für die Patienten beeinflussen können.

Stärkung der Verbindungen zwischen den Fachleuten : MRM fördert die interdisziplinäre Zusammenarbeit und schafft so stärkere Verbindungen zwischen den verschiedenen Akteuren im medizinischen Bereich. Chirurgen, Anästhesisten, Krankenschwestern und andere Spezialisten sitzen an einem Tisch und tauschen ihr Wissen und ihre Erfahrungen aus.

Die Überprüfung der Morbi-Mortalität ist mehr als ein einfaches Verfahren oder ein medizinisches Ritual. Sie verkörpert das unerschütterliche Engagement der Kinderchirurgie für eine möglichst hochwertige Versorgung und zeigt die Herausforderungen, aber auch die Möglichkeiten auf, die Messlatte für Spitzenleistungen immer höher zu legen.

Rückmeldungen von Patienten und Familien um die Praxis zu verbessern

Im Gesundheitswesen ist das Fachwissen der medizinischen Fachkräfte natürlich unverzichtbar. Die einzigartige Perspektive der Patienten und ihrer Familien ist jedoch ebenso entscheidend. In der Kinderchirurgie, wo das Kind oft im Mittelpunkt einer Konstellation von Betreuern steht, ist das Zuhören und Einbeziehen des Feedbacks der Betreuer eine wesentliche Möglichkeit, die Praxis zu verfeinern und zu verbessern.

Eine wertvolle Informationsquelle : Patienten und ihre Angehörigen erleben die medizinische Behandlung auf intime Weise. Ihre Berichte liefern konkrete Informationen über den Verlauf der Behandlung, das Wohlbefinden des Kindes, die Kommunikation mit dem Pflegeteam und die Wirksamkeit der Behandlungen.

Verbesserungswürdige Bereiche identifizieren: Während das medizinische Team einen Überblick über die Verfahren und die Pflege hat, können ihm einige Details oder praktische Aspekte entgehen. Die Angehörigen hingegen können auf Punkte hinweisen, die einer Anpassung bedürfen.

Humanisierung der Pflege: Wenn man sich die Zeit nimmt, den Rückmeldungen der Patienten und Familien zuzuhören und sie zu würdigen, erkennt man ihre aktive Rolle im Heilungsprozess an. Dies trägt zu einem humanistischeren Ansatz in der Pflege bei, bei dem das Kind nicht nur ein medizinischer Fall ist, sondern eine Person mit ihren Bedürfnissen, Ängsten und Sehnsüchten.

Vertrauensbildung: Die Offenheit für Kritik und der Wille zur Verbesserung zeugen von einem aufrichtigen professionellen Engagement. Sie tragen dazu bei, das Vertrauen zwischen dem medizinischen Team, dem Kind und seiner Familie aufzubauen oder zu stärken.

Anpassung an gesellschaftliche Entwicklungen: Die Erwartungen und Bedürfnisse der Familien können sich im Laufe der Zeit aufgrund von technologischen Fortschritten, sozialen oder kulturellen Veränderungen ändern. Regelmäßige Rückmeldungen ermöglichen es dem medizinischen Team, auf dem neuesten Stand zu bleiben und sich entsprechend anzupassen.

Aufwertung der Patientenerfahrung : Neben der Verbesserung der Pflege können die Rückmeldungen von Patienten und Familien auch zur Ausbildung neuer Fachkräfte genutzt werden, indem ihnen ein vollständiges und realistisches Bild der Pflege vermittelt wird.

Entwicklung einer Kultur der kontinuierlichen Verbesserung: Durch die Integration des Feedbacks in den Qualitätsprozess der Einrichtung wird eine Kultur der ständigen Entwicklung und Anpassung gefördert.

Die Einbeziehung des Feedbacks von Patienten und Familien ist nicht nur eine Möglichkeit, die Qualität der Pflege zu verbessern. Es ist auch eine Möglichkeit, die zentrale Stellung des Kindes und seiner Familie im Pflegeprozess zu bestätigen, indem ihr Fachwissen und ihre Erfahrungen als grundlegende Elemente der medizinischen Versorgung anerkannt werden.

Kapitel 20:
FORTGESCHRITTENE TECHNIKEN UND SUBDISZIPLINÄRE SPEZIALITÄTEN

Laparoskopische Chirurgie und minimalinvasiv bei Kindern

Die laparoskopische und minimalinvasive Chirurgie hat die medizinische Landschaft in den letzten Jahrzehnten revolutioniert und sowohl für die Chirurgen als auch für die Patienten erhebliche Vorteile mit sich gebracht. Bei Kindern ist dieser Ansatz besonders vorteilhaft, da er weniger traumatische Eingriffe und kürzere Genesungszeiten ermöglicht. Lassen Sie uns in diese faszinierende Welt eintauchen, in der die Technologie im Dienste der Sanftheit steht.

Laparoskopie verstehen: Bei der laparoskopischen Chirurgie, die auch als "Schlüssellochchirurgie" bezeichnet wird, werden chirurgische Eingriffe mit Hilfe kleiner Instrumente durchgeführt, die durch winzige Einschnitte eingeführt werden. Sie zeichnet sich durch die Verwendung einer Kamera, dem Laparoskop, aus, die den Chirurgen durch den Eingriff führt.

Die Vorteile für das Kind : Weniger postoperative Schmerzen, kleinere Narben, ein geringeres Risiko von Infektionen und Komplikationen sowie ein kürzerer Krankenhausaufenthalt: Dies sind einige der unbestreitbaren Vorteile dieses Ansatzes für unsere kleinen Patienten.

Häufige Indikationen: Hernien, Blinddarmentzündung, bestimmte Missbildungen... Es gibt viele Indikationen bei Kindern, bei denen die minimalinvasive Chirurgie die bevorzugte Option ist.

Die Bedeutung von Ausbildung und Fachwissen: Obwohl diese Technik viele Vorteile bietet, erfordert sie eine spezielle Ausbildung und ein hohes Maß an Fachwissen. Der Chirurg muss sich mit einer neuen Ergonomie vertraut machen und lernen, dreidimensional über einen Bildschirm zu operieren.

Besondere Herausforderungen und Überlegungen bei Kindern : Die sich ständig verändernde Anatomie von Kindern, die geringe Größe ihrer Organe und die Notwendigkeit einer angemessenen Ausrüstung sind besondere Herausforderungen für die minimalinvasive Kinderchirurgie.

Technologische Innovationen: Die rasante Entwicklung der Technologie hat die Entwicklung von immer feineren und präziseren Instrumenten, hochauflösenden Kameras und sogar assistierten Robotern ermöglicht, die die Chirurgie noch weniger invasiv machen.

Die Bedeutung des Dialogs: Wie bei jeder Intervention ist es von entscheidender Bedeutung, einen offenen Dialog mit dem Kind und seiner Familie zu führen, die Art der Intervention, ihre Vorteile und Risiken zu erklären und auf ihre Bedenken einzugehen.

Blick in die Zukunft : Mit den ständigen Fortschritten in der Technologie und den chirurgischen Techniken ist die Zukunft der minimalinvasiven Kinderchirurgie vielversprechend und öffnet die Tür zu noch sichereren und weniger invasiven Eingriffen.

Die laparoskopische und minimalinvasive Chirurgie bei Kindern ist ein hervorragendes Beispiel dafür, wie Technologie, wenn sie mit Sachverstand und Umsicht eingesetzt wird, die medizinische Versorgung verändern kann, so dass die Eingriffe für unsere jungen Patienten weniger stressig und erträglicher werden, während gleichzeitig hervorragende Ergebnisse erzielt werden.

Organtransplantation in der Pädiatrie

Die Organtransplantation in der Pädiatrie ist ein komplexes und spannendes Gebiet der modernen Medizin. Sie ist oft die letzte Hoffnung für viele Kinder mit schweren Krankheiten oder Organversagen und bietet die Chance auf ein längeres und besseres Leben.

Warum Transplantation in der Pädiatrie? Die Transplantation von Organen bei Kindern ist oft die Antwort auf angeborene Pathologien oder schwere Erkrankungen, die früh im Leben auftreten und die Transplantation lebensnotwendig machen, um das Überleben des Kindes zu sichern oder seine Lebensqualität erheblich zu verbessern.

Häufig transplantierte Organe: Obwohl die Niere das am häufigsten transplantierte Organ bei Kindern ist, können auch das Herz, die Leber, die Lunge und sogar der Darm transplantiert werden.

Die Besonderheiten der Transplantation bei Kindern : Kinder sind keine "kleinen Erwachsenen". Ihre Bedürfnisse, ihr kontinuierliches Wachstum und ihre Entwicklung erfordern eine spezielle Behandlung, sowohl bei der Auswahl der Spender als auch bei der Operation selbst und der postoperativen Nachsorge.

Die Suche nach einem passenden Spender: Die Suche nach einem passenden Spender ist ein Wettlauf mit der Zeit. Bei Kindern sind die Größe und das Gewicht des Organs sowie die immunologische Kompatibilität von entscheidender Bedeutung.

Das Transplantationsverfahren: Sobald ein Spender identifiziert ist, wird das Verfahren eingeleitet. Jeder Schritt ist entscheidend, von der Vorbereitung des jungen Patienten über die Entnahme des Organs vom Spender bis hin zur Transplantation selbst.

Leben nach der Transplantation: Die Transplantation ist nur der Anfang eines langen Weges. Die Nachsorge nach der Operation ist wichtig, um sicherzustellen, dass das transplantierte Organ richtig funktioniert und dass das Kind keine Anzeichen einer Abstoßung zeigt.

Emotionale und psychologische Herausforderungen: Für das Kind und seine Familie ist die Transplantation eine intensive emotionale Reise. Die psychologische Betreuung ist entscheidend, um ihnen zu helfen, mit der Hoffnung, dem Warten, der Ungewissheit und schließlich der Freude über eine erfolgreiche Transplantation umzugehen.

Die Bedeutung der immunsuppressiven Behandlung: Um eine Abstoßung des transplantierten Organs zu verhindern, müssen lebenslang immunsuppressive Medikamente eingenommen werden. Das Verständnis ihrer Bedeutung, der Umgang mit möglichen Nebenwirkungen und die Sicherstellung ihrer regelmäßigen Einnahme sind für den langfristigen Erfolg der Transplantation von entscheidender Bedeutung.

Erfahrungsberichte und Erfolgsgeschichten: Viele transplantierte Kinder führen ein gesundes und erfülltes Leben und verfolgen ihre Träume und Leidenschaften wie jedes andere Kind auch. Ihre Geschichten sind eine Quelle der Inspiration und Motivation für alle an dem Prozess beteiligten Fachleute.

Die Organtransplantation in der Pädiatrie ist ein Bereich, in dem Wissenschaft, chirurgische Kompetenz und Mitgefühl zusammentreffen. Sie veranschaulicht das unerschütterliche Engagement der medizinischen Teams, diesen jungen Patienten eine zweite Chance zu geben, damit sie sich entwickeln und ihr Potenzial im Leben ausschöpfen können.

Herzchirurgie und Pädiatrische Neurochirurgie

Die faszinierend komplexe Herz- und Neurochirurgie in der Pädiatrie betrifft die lebenswichtigsten und empfindlichsten Teile des Kindes: Herz und Gehirn. Diese Operationen gehören zu den anspruchsvollsten und heikelsten und erfordern nicht nur eine außergewöhnliche chirurgische Präzision, sondern auch ein tiefes Verständnis der anatomischen und physiologischen Besonderheiten von Kindern.

Einführung in die pädiatrischen Besonderheiten: Kinder stellen aufgrund ihres ständigen Wachstums und ihrer Entwicklung besondere Herausforderungen an die Chirurgie. Ihre sich ständig verändernde Anatomie, die Variationen in der Größe und Proportion der Organe sowie die unterschiedlichen physiologischen Reaktionen erfordern eine spezialisierte Expertise.

Pädiatrische Herzchirurgie :

Angeborene Herzkrankheiten: Viele der Herzoperationen in der Pädiatrie betreffen Missbildungen, die von Geburt an vorhanden sind. Das Verständnis dieser Missbildungen, von der einfachen interventrikulären Kommunikation bis hin zur Transposition der großen Gefäße, ist von entscheidender Bedeutung.

Chirurgische Techniken: Die Eingriffe variieren von palliativen Shunts bis hin zu vollständigen Reparaturen, und jede Technik hat ihre eigenen Herausforderungen und Vorteile.

Postoperative Unterstützung: Die Überwachung auf der postoperativen Intensivstation ist für den Erfolg der Herzchirurgie bei Kindern von entscheidender Bedeutung.

Pädiatrische Neurochirurgie :

Häufige Erkrankungen : Erkrankungen wie Hydrocephalus, Hirntumore, vaskuläre Missbildungen und Spina bifida erfordern spezialisierte neurochirurgische Eingriffe.

Interventionstechniken: Die technologischen Fortschritte, insbesondere die Echtzeit-Bildgebung, haben die Art und Weise, wie Neurochirurgen das Gehirn und das Rückenmark in der Pädiatrie behandeln, revolutioniert.

Rehabilitation und Nachsorge: Nach einer Neurochirurgie hört die Pflege nicht auf. Physiotherapie, Ergotherapie und andere Maßnahmen können erforderlich sein, um dem Kind zu helfen, seine Fähigkeiten wiederzuerlangen oder zu entwickeln.

Emotionale und psychologische Herausforderungen: Eingriffe am Herzen oder am Gehirn des Kindes sind für die Familien sehr belastend. Eine angemessene psychologische

Unterstützung ist daher von entscheidender Bedeutung.

Innovationen und Zukunft : Weniger invasive Techniken, 3D-Druck in der Chirurgie, durch Augmented Reality gesteuerte Chirurgie... Die Zukunft der pädiatrischen Herz- und Neurochirurgie ist vielversprechend.

Jede Operation, ob am Herzen oder in der Neurologie, ist ein medizinisches Abenteuer, bei dem viel auf dem Spiel steht. Hinter jedem Skalpell und jeder Naht steht ein Kind, eine Familie, Hoffnungen und Träume. Es ist diese tiefe Menschlichkeit in Verbindung mit der medizinischen Leistung, die die pädiatrische Herz- und Neurochirurgie zu einer wirklich außergewöhnlichen Disziplin macht.

Kapitel 21:
SPEZIELLE PRÄ- UND POSTOPERATIVE PFLEGE

Präoperative Nahrungsaufnahme und Ernährung

Essen und Ernährung spielen eine wichtige Rolle bei der Vorbereitung eines Kindes auf einen chirurgischen Eingriff. Eine angemessene Ernährung vor der Operation kann nicht nur das Ergebnis der Operation beeinflussen, sondern auch die Geschwindigkeit, mit der sich das Kind erholt. In der sensiblen Welt der Pädiatrie sind diese Überlegungen umso wichtiger, da sich der junge Körper noch im Wachstum und in der Entwicklung befindet.

Die Bedeutung der präoperativen Ernährung: Wie ein Sportler sich auf einen Wettkampf vorbereitet, so muss auch der Körper eines Kindes optimal auf den Stress und die Herausforderungen einer Operation vorbereitet sein. Eine ausgewogene Ernährung stellt sicher, dass alle Körpersysteme, von der Blutgerinnung bis zur Immunantwort, auf ihrem besten Niveau arbeiten.

Ernährungsbewertung: Vor der Intervention ist es wichtig, den Ernährungszustand des Kindes zu bewerten. Dies kann anthropometrische Messungen, Bluttests und eine detaillierte Ernährungsbewertung beinhalten.

Präoperatives Fasten :

Gründe für das Fasten: Die Vermeidung von Lungenaspiration und deren Komplikationen ist von entscheidender Bedeutung. Der Magen muss leer sein, um dieses Risiko während der Anästhesie zu vermeiden.

Aktuelle Richtlinien: Die Empfehlungen für die Dauer des Fastens variieren je nach Alter des Kindes und der Art der Nahrung oder Flüssigkeit, die es zu sich nimmt.

Hydratation: Auch wenn die Nahrungsaufnahme begrenzt ist, ist die Aufrechterhaltung einer ausreichenden Hydratation von entscheidender Bedeutung. Spezielle Lösungen können verabreicht werden, um eine Dehydrierung zu vermeiden.

Nahrungsergänzung und besondere Bedürfnisse :

Einige Kinder, insbesondere solche mit chronischen Erkrankungen oder Missbildungen, können besondere Ernährungsbedürfnisse haben.

Die Verabreichung von Vitaminen oder Mineralien kann notwendig sein, um das Immunsystem zu stärken oder die Heilung zu beschleunigen.

Umgang mit Komorbiditäten: Erkrankungen wie Diabetes oder Nahrungsmittelallergien können die präoperativen Richtlinien erschweren. Eine enge Zusammenarbeit mit den Spezialisten kann erforderlich sein.

Aufklärung der Eltern : Es ist wichtig, die Eltern darüber zu informieren, wie sie ihr Kind auf die Operation vorbereiten können. Dies kann Ratschläge darüber beinhalten, wann sie ihr Kind das letzte Mal füttern können und welche Arten von Nahrungsmitteln oder Getränken sie bevorzugen sollten.

Postoperative Wiedereinführung: Die präoperative Ernährung ist untrennbar mit der Ernährung nach der Operation verbunden. Das Wissen, wann und wie feste oder flüssige Nahrung wieder eingeführt werden sollte, ist für die Genesung von entscheidender Bedeutung.

Die Vorbereitung auf die Ernährung mag wie eine reine Formalität erscheinen, ist aber in Wirklichkeit ein Schlüsselelement der Kinderchirurgie. Sie stellt sicher, dass der junge Patient die bestmöglichen Voraussetzungen für den Eingriff und eine optimale Erholung hat.

Intensive postoperative Überwachung : des Aufwachraums auf der Intensivstation

Die postoperative Phase ist ein kritischer Moment in der chirurgischen Laufbahn eines Kindes. In dieser Phase steht der junge Patient noch unter dem Einfluss der Anästhetika, der Körper beginnt mit dem Heilungsprozess und es kann zu Komplikationen kommen. Eine intensive Überwachung ist daher von entscheidender Bedeutung, nicht nur, um das Wohlbefinden des Kindes zu gewährleisten, sondern auch, um unvorhergesehene Ereignisse zu antizipieren und schnell zu bewältigen.

- Erste Schritte im Aufwachraum :
  - **Aufwachen aus der Narkose**: Jedes Kind reagiert anders, wenn es aus der Narkose erwacht. Einige sind vielleicht verwirrt, andere weinen oder sind unruhig. Es ist wichtig, dass Sie sie mit Sanftheit und Geduld empfangen.
  - **Erste Bewertungen** : Die Vitalzeichen des Kindes werden genau überwacht, einschließlich Herzfrequenz, Blutdruck, Sauerstoffsättigung und Temperatur.
- Überweisung auf die Intensivstation :
  - Je nach Schwere der Operation und dem Zustand des Kindes kann eine Verlegung auf eine pädiatrische Intensivstation (ISU) erforderlich sein.

Die Kommunikation zwischen den Teams ist wichtig, um einen reibungslosen Übergang zu gewährleisten.

Überwachung in USIP :

Geräte zur kontinuierlichen Überwachung: In der IPSE wird der Zustand des Kindes mit speziellen Geräten kontinuierlich überwacht, die einen Überblick über seine Lebensfunktionen geben.

Schmerzmanagement: Die regelmäßige Beurteilung von Schmerzen ist von entscheidender Bedeutung. Der Einsatz von Schmerzmitteln, Analgetika und nicht-pharmakologischen Techniken wird auf jedes Kind abgestimmt.

Mögliche Komplikationen :

Die ersten Stunden nach der Operation sind kritisch. Das Pflegepersonal muss auf Anzeichen von Blutungen, Infektionen, Atemnot oder einer unerwünschten Reaktion auf ein Medikament achten.

Atemunterstützung :

Einige Kinder benötigen möglicherweise eine Atemunterstützung, sei es durch zusätzlichen Sauerstoff oder mechanische Beatmung.

Ernährung und Flüssigkeitszufuhr :

Die Wiedereinführung von Flüssigkeit und Nahrung muss schrittweise erfolgen und überwacht werden, wobei die Art der durchgeführten Operation und der Zustand des Kindes zu berücksichtigen sind.

Kommunikation mit der Familie :

Eltern oder Erziehungsberechtigte sind oft ängstlich und benötigen regelmäßige Informationen über den Zustand ihres Kindes. Eine offene und einfühlsame Kommunikation ist von entscheidender Bedeutung.

Vorbereitung auf die Verlegung in eine reguläre Pflegeeinrichtung :
    Wenn sich das Kind zu stabilisieren beginnt, beginnt die Vorbereitung auf die Verlegung auf eine weniger intensive Station. Dieser Übergang muss sanft erfolgen, mit einer vollständigen Übergabe zwischen den medizinischen Teams.

Die intensive postoperative Überwachung ist eine Teamarbeit. Jede Fachkraft, ob Krankenschwester, Arzt, Anästhesist oder andere, spielt eine Schlüsselrolle bei der Sicherstellung, dass das Kind nach einem chirurgischen Eingriff nicht nur sicher, sondern auch komfortabel und gut versorgt ist.

Bedeutung
postoperative Physiotherapie

Die Physiotherapie spielt eine wichtige Rolle bei der postoperativen Erholung von Patienten, was besonders für Kinder gilt. Junge Organismen befinden sich im Wachstum und verfügen über eine bemerkenswerte Heilungsfähigkeit, aber sie benötigen auch besondere Aufmerksamkeit und Pflege, um sicherzustellen, dass die Genesung optimal verläuft. Die postoperative Physiotherapie für Kinder zielt darauf ab, die Genesung zu beschleunigen, die Funktion wiederherzustellen und Komplikationen zu minimieren.

Reduzierung von Schmerzen und Unwohlsein :
    Physiotherapeutische Techniken wie sanfte Mobilisierung oder Kältetherapie können helfen, postoperative Schmerzen und Schwellungen zu reduzieren und die Blutzirkulation um das Operationsgebiet herum zu verbessern.

Vorbeugung von Atemwegskomplikationen :
Nach einer Operation, insbesondere wenn es sich um eine Brust- oder Bauchoperation handelt, besteht die Gefahr einer Lungenüberlastung oder einer Atelektase. Physiotherapeuten bringen den Kindern Techniken wie tiefes Atmen und produktives Husten bei, um die Lungen frei zu halten.

Optimierung der Mobilität :
Eine frühzeitige Mobilisierung nach einer Operation kann viele Komplikationen verhindern, wie die Bildung von Blutgerinnseln, den Verlust von Muskelmasse oder die Ankylose von Gelenken. Physiotherapie hilft, die Mobilität und die Muskelkraft des Kindes wiederherzustellen.

Chirurgische Rehabilitation :
Bei Eingriffen wie Wirbelsäulenoperationen oder orthopädischen Eingriffen sind spezielle Rehabilitationsprotokolle erforderlich, um sicherzustellen, dass das Kind seine optimale Funktion wiedererlangt, ohne die chirurgischen Ergebnisse zu beeinträchtigen.

Emotionale Unterstützung und Motivation :
Die Heilung ist sowohl geistig als auch körperlich. Physiotherapeuten fungieren oft als motivierende Coaches, die die Kinder ermutigen, sich selbst zu übertreffen, sich Ziele zu setzen und ihre Fortschritte zu feiern.

Erziehung von Eltern und Pflegepersonal :
Die Betreuung endet nicht mit der Entlassung aus dem Krankenhaus. Die Physiotherapeuten schulen die Eltern, wie sie die Genesung ihres Kindes zu Hause unterstützen können, indem sie ihnen spezifische Übungen, Mobilisierungstechniken oder Ratschläge zur Schmerzlinderung geben.

Langfristige   Beobachtung :
Einige Kinder benötigen   möglicherweise noch mehrere Monate oder Jahre nach der Operation Physiotherapie, insbesondere wenn sie chronische Erkrankungen oder Behinderungen haben.

Die postoperative Physiotherapie ist ein wesentlicher Bestandteil des Pflegekontinuums in der Kinderchirurgie. Sie sorgt nicht nur für eine schnelle und vollständige Genesung, sondern auch dafür, dass das Kind nach einem chirurgischen Eingriff die bestmögliche Lebensqualität erhält.

Kapitel 22:
VERWALTUNG VON SITUATIONEN NICHT-CHIRURGISCHE NOTFÄLLE

Erkennen und verwalten allergische Reaktionen

Allergische Reaktionen sind zwar selten, können aber jederzeit während der Operation eines Kindes auftreten, sei es durch ein Medikament, ein Produkt, das während der Operation verwendet wird, oder sogar durch ein Element in der Umgebung des Krankenhauses. Diese Reaktionen können unterschiedlich schwer sein und von leichten Hautausschlägen bis hin zu lebensbedrohlichen anaphylaktischen Reaktionen reichen. Eine schnelle Erkennung und ein effektiver Umgang mit diesen Reaktionen ist für die Sicherheit und das Wohlergehen des Kindes von entscheidender Bedeutung.

Anzeichen einer allergischen Reaktion:
Hautreaktionen: Nesselsucht, Erythem, Juckreiz oder Schwellung.
Atemprobleme: Keuchen, Husten, Kurzatmigkeit oder Engegefühl in der Brust.
Herz-Kreislauf-Probleme: **Herzklopfen**, niedriger Blutdruck oder Bewusstlosigkeit.
Gastrointestinale Symptome: Übelkeit, Erbrechen oder Diarrhöe.
Andere: Schwindelgefühl, Kopfschmerzen oder Bauchkrämpfe.
Identifikation der Ursache:
Es ist entscheidend, die Ursache der Reaktion schnell zu identifizieren, um eine erneute Exposition zu vermeiden. Die

Krankengeschichte des Kindes, die kürzlich verabreichten Medikamente und alle Substanzen, mit denen es in Kontakt gekommen ist, können Hinweise liefern.

Erstversorgung:

Den Verursacher stoppen: Wenn ein Medikament als Ursache identifiziert wird, muss es sofort gestoppt werden.

Sicherung der Atemwege: In schweren Fällen kann es notwendig sein, Sauerstoff zu verabreichen oder eine Intubation durchzuführen.

Adrenalin: Bei Anaphylaxie ist Adrenalin die Behandlung der Wahl und muss unverzüglich verabreicht werden.

Andere Medikamente: Antihistaminika, Kortikosteroide und Bronchodilatatoren können je nach den Symptomen verabreicht werden.

Kontinuierliche Überwachung:

Nachdem die Reaktion behandelt wurde, muss das Kind unbedingt mehrere Stunden lang beobachtet werden, um sicherzustellen, dass es keine wiederkehrenden Symptome aufweist.

Bildung und Prävention:

Die Aufklärung der Familie über die allergische Reaktion ist von entscheidender Bedeutung. Sie müssen wissen, wie sie die Anzeichen einer zukünftigen Reaktion erkennen können und was bei einer erneuten Exposition zu tun ist. Allergologische Tests können in Betracht gezogen werden, um die verantwortlichen Allergene genau zu identifizieren.

Kommunikation mit dem Team:

Die Information des gesamten medizinischen und chirurgischen Teams über die allergische

Reaktion ermöglicht es, die Krankenakte des Kindes zu aktualisieren und eine bessere Koordination der zukünftigen Versorgung zu gewährleisten.

Die schnelle Erkennung und effektive Behandlung von allergischen Reaktionen kann den Unterschied zwischen einem harmlosen Ausgang und einer lebensbedrohlichen Situation ausmachen. Krankenschwestern und Krankenpfleger in der Kinderchirurgie, die über entsprechende Kenntnisse und Ausbildung verfügen, sind oft die ersten, die solche Notfallsituationen erkennen und eingreifen.

Kinder mit besonderen medizinischen Bedürfnissen (z.B. Diabetes)

Bei der Behandlung von Kindern, die einen chirurgischen Eingriff benötigen, kann das Vorhandensein von chronischen Krankheiten wie Diabetes die Behandlung erschweren. Diabetes ist eine chronische Hyperglykämie, die entweder auf Insulinmangel (Typ 1) oder Insulinresistenz (Typ 2) zurückzuführen ist und während der gesamten Operation besondere Aufmerksamkeit erfordert.

Präoperative Bewertung:
- **Diabetesgeschichte**: Wie lange ist das Kind schon diagnostiziert? Wie ist sein derzeitiges Behandlungsregime?
- **Blutzuckerkontrolle**: Die Bewertung der letzten Blutglukosewerte, einschließlich der HbA1c-Messungen, gibt einen Hinweis auf die langfristige Blutzuckerkontrolle.
- **Vorhandensein von Komplikationen**: Neuropathie, Nephropathie und Herzprobleme müssen untersucht werden.

Perioperatives Glukosemanagement:

Präoperatives Fasten: Kinder mit Diabetes müssen vor einer Operation oft fasten, was zu Problemen mit dem Blutzuckerspiegel führen kann. Die Insulindosis und die Ernährung müssen möglicherweise angepasst werden.

Engmaschige Überwachung: Die Blutglukose muss vor, während und nach der Operation häufig überwacht werden, um ein Ungleichgewicht zu erkennen und zu behandeln.

Medikamente und Insulintherapie:

Dosisanpassungen: Insulin und andere antidiabetische Medikamente müssen möglicherweise je nach Art der Operation und Zustand des Kindes angepasst werden.

Insulinpumpe: Wenn das Kind eine Pumpe benutzt, können die Einstellungen geändert oder die Pumpe in einigen Fällen vorübergehend entfernt werden.

Spezifische Risiken:

Hypoglykämie: Ein großes Risiko, das insbesondere dann auftreten kann, wenn das Kind fastet oder die Insulindosis nicht richtig eingestellt ist.

Hyperglykämie: Der Stress einer Operation kann den Blutzuckerspiegel erhöhen.

Komplikationen der Krankheit: Kinder mit diabetesbedingten Komplikationen können empfindlicher auf bestimmte Eingriffe oder Narkosen reagieren.

Erholung und Bildung:

Postoperative Überwachung: Die Glukoseüberwachung sollte auch nach der Operation fortgesetzt werden, insbesondere während der anfänglichen Genesung.

Die Aufklärung: Eltern und Kind sollten über die postoperative Behandlung von Diabetes aufgeklärt werden, auf welche Warnzeichen zu achten ist und wann ein Arzt aufzusuchen ist.

Kommunikation und Zusammenarbeit:

Das chirurgische Team muss eng mit dem Endokrinologen oder Diabetologen des Kindes zusammenarbeiten, um eine optimale Behandlung zu gewährleisten.

Für die Krankenschwester in der Kinderchirurgie ist das Verständnis von Diabetes und seinen Auswirkungen im chirurgischen Kontext von entscheidender Bedeutung. Diese Kinder mit ihren besonderen medizinischen Bedürfnissen erfordern besondere Aufmerksamkeit, Fachwissen und Mitgefühl, um ihre Sicherheit und ihr Wohlergehen während des gesamten chirurgischen Verlaufs zu gewährleisten.

Notfälle bei Atemwegserkrankungen und kardiovaskuläre Erkrankungen

Die Kinderchirurgie steht, ebenso wie die Kindermedizin, aufgrund der anatomischen, physiologischen und entwicklungsbedingten Besonderheiten von Kindern vor einzigartigen Herausforderungen. In der perioperativen Phase können bei Kindern Notfälle auftreten, die ein schnelles Eingreifen erfordern, insbesondere Atemwegs- und kardiovaskuläre Komplikationen. Die effektive Behandlung dieser Notfälle ist für die Gewährleistung positiver Ergebnisse von entscheidender Bedeutung.

1. Atemwegs-Notfälle :

Obstruktion der Atemwege: Kommt bei kleinen Kindern häufiger vor, da ihre Atemwege proportional enger sind. Die Ursache kann anatomisch

(Fremdkörper, Ödeme) oder funktionell (Kehlkopfkrampf, Bronchospasmus) sein.

Atemversagen: Es ist gekennzeichnet durch Hypoxie (Abnahme des Sauerstoffgehalts im Blut) und Hyperkapnie (Zunahme des Kohlendioxidgehalts). Sie kann die Folge einer Lungenentzündung, einer postoperativen Atelektase oder anderer Lungenerkrankungen sein.

Pneumothorax: Luft sammelt sich in der Pleurahöhle und drückt die Lunge zusammen. Dies kann die Folge einer chirurgischen Verletzung, einer mechanischen Beatmung oder eines Traumas sein.

2. Kardiovaskuläre Notfälle :

Schock: Ein potenziell lebensbedrohlicher Zustand, bei dem der Körper nicht ausreichend durchblutet wird. Kann durch Blutverlust (hämorrhagischer Schock), eine schwere allergische Reaktion (anaphylaktischer Schock) oder eine schwere Infektion (septischer Schock) verursacht werden.

Herzstillstand: Eine Situation, in der das Herz aufhört, effektiv zu schlagen. Bei Kindern geht dem Herzstillstand oft eine Periode von Atemversagen voraus.

Rhythmusstörungen: Bei Kindern können Arrhythmien wie Tachykardie oder Bradykardie auftreten, die ein schnelles Eingreifen erfordern.

3. Pflegeinterventionen :

Schnelle Bewertung : Die frühzeitige Erkennung von Anzeichen und Symptomen ist von entscheidender Bedeutung. Die Vitalparameter, die Sauerstoffsättigung und das Bewusstsein müssen regelmäßig überwacht werden.

Sofortige Intervention: Bei Atemnot ist es wichtig, die Durchgängigkeit der Atemwege zu gewährleisten, sei es durch eine optimale Lagerung, Absaugen oder Intubation. Bei kardiovaskulären Notfällen kann dies eine Herz-Lungen-Wiederbelebung, die

Verabreichung von Medikamenten oder andere spezifische Maßnahmen beinhalten.

Zusammenarbeit: Die enge Zusammenarbeit mit dem Anästhesisten, dem Chirurgen und anderen Mitgliedern des medizinischen Teams ist von entscheidender Bedeutung.

Aufklärung und Prävention: Aufklärung der Eltern über die Warnzeichen, auf die sie zu Hause achten sollten, und Betonung der Bedeutung der postoperativen Nachsorge.

Insgesamt erfordern respiratorische und kardiovaskuläre Notfälle in der Kinderchirurgie eine schnelle Beurteilung, eine wirksame Intervention und eine enge Zusammenarbeit innerhalb des medizinischen Teams. Der Krankenpfleger in der Kinderchirurgie spielt eine entscheidende Rolle bei der Behandlung dieser Notfälle und sorgt für die Sicherheit und das Wohlergehen des Kindes während des gesamten chirurgischen Prozesses.

Kapitel 23:
ZURÜCK ZUR COMMUNITY
UND LANGFRISTIGE ÜBERWACHUNG

Medizinische und chirurgische Nachsorge nach der Entlassung

Die Zeit nach einem chirurgischen Eingriff bei einem Kind ist eine ebenso entscheidende Phase wie die Operation selbst. Sie spielt eine entscheidende Rolle für den Erfolg der Operation und für die Vermeidung von Komplikationen. Die postoperative Nachsorge muss sowohl medizinisch sein, um den Gesundheitszustand des Kindes zu beurteilen, als auch chirurgisch, um sicherzustellen, dass sich das operierte Gebiet gut entwickelt.

1. Die erste postoperative Konsultation :
Die Untersuchung wird in der Regel einige Tage oder Wochen nach der Entlassung aus dem Krankenhaus angesetzt. Sie dient der Beurteilung :
   Wundheilung: Der Zustand der Wunde, das Fehlen von Infektionen oder Komplikationen.
   Funktionelle Erholung: Kann das Kind zum Beispiel nach einer orthopädischen Operation richtig gehen oder sich bewegen?
   Schmerzen: Werden sie effektiv behandelt? Ist die Schmerztherapie angemessen?
2. Mittel- und langfristige Überwachung :
Manche Kinder benötigen eine regelmäßige Betreuung über mehrere Monate oder sogar Jahre, insbesondere bei angeborenen Missbildungen oder chronischen Erkrankungen. Diese Betreuung ermöglicht es, :
   Sicherstellung des normalen Wachstums und der normalen Entwicklung des Kindes.

Frühzeitiges Erkennen von Komplikationen oder Rückfällen.

Anpassung der Behandlung oder der Lebensweise des Kindes an die Entwicklung der Krankheit oder der Operation.

3. Zusammenarbeit mit anderen Spezialisten :
Je nach Art der Operation kann es erforderlich sein, dass das Kind andere Spezialisten wie Physiotherapeuten, Ernährungsberater oder Logopäden aufsuchen muss. Diese Spezialisten werden bei der Rehabilitation und Wiedereingliederung des Kindes helfen.

4. Erziehung und Unterstützung der Eltern :
Die Eltern spielen eine zentrale Rolle für den Erfolg der postoperativen Betreuung. Sie müssen über die Warnsignale, die häusliche Pflege und die Verabreichung von Medikamenten informiert werden. Ihre Ängste und Sorgen müssen berücksichtigt werden.

5. Die Rolle der Krankenschwester in der Kinderchirurgie :
Neben den ärztlichen Konsultationen spielt die Krankenschwester eine wesentliche Rolle bei der postoperativen Betreuung:

Er kann die erste Anlaufstelle für Bedenken oder Probleme sein.

Er sorgt für die Erziehung und Unterstützung der Eltern.

Er überwacht den Gesundheitszustand des Kindes, insbesondere durch Hausbesuche oder Telefonanrufe.

Die medizinische und chirurgische Nachsorge nach einer Operation ist für das Wohlbefinden des Kindes und den Erfolg der Operation von entscheidender Bedeutung. Begleitung, Erziehung und Wachsamkeit sind die Schlüsselbegriffe in dieser postoperativen Phase. Die enge Zusammenarbeit zwischen Ärzten, Pflegepersonal und der Familie ist der Schlüssel zur bestmöglichen Versorgung des Kindes.

Schulische und soziale Reintegration nach einer größeren Operation

Eine Operation ist für ein Kind ein traumatisches Ereignis, sowohl physisch als auch psychologisch. Die anschließende Phase der Reintegration in das Alltagsleben ist daher von entscheidender Bedeutung. Diese Phase betrifft nicht nur die Rückkehr in die Schule, sondern auch die Fähigkeit des Kindes, seinen Platz unter Gleichaltrigen, bei außerschulischen Aktivitäten und im sozialen Leben im Allgemeinen wieder zu finden.

1. Vorbereitung auf die Rückkehr in die Schule :
Bevor Sie in den Unterricht zurückkehren, ist es wichtig, dem Kind zu erklären, was passieren wird, wie es sich fühlen könnte und wie es mit eventuellen Schwierigkeiten umgehen soll. Das Ziel ist es, die Angst zu minimieren und das Selbstvertrauen des Kindes zu stärken.

- **Kommunikation mit der Schule:** Die Lehrer und das Schulpersonal müssen über die medizinische Situation des Kindes, mögliche Einschränkungen und besondere Bedürfnisse informiert werden.
- **Schulische Vorkehrungen: Es** können Anpassungen erforderlich sein, wie z.B. ein spezieller Stuhl, zusätzliche Pausen oder pädagogische Unterstützung.

2. Umgang mit Reaktionen von Gleichaltrigen :
Das Kind kann Angst vor der Reaktion seiner Mitschüler haben, sei es vor Fragen, Blicken oder Spott.

- **Psychologische Vorbereitung:** Sitzungen mit einem Psychologen können dem Kind helfen, diese Reaktionen zu antizipieren und zu bewältigen.
- **Informationsveranstaltungen:** Mit dem Einverständnis des Kindes und seiner Eltern kann eine Informationsveranstaltung in der Schule organisiert werden, um den anderen Schülern die Situation zu erklären und so Verständnis und Empathie zu fördern.

3. Wiederaufnahme von außerschulischen Aktivitäten :
Ob es sich um Sport, Musik oder Kunst handelt, die Wiederaufnahme einer geliebten Aktivität kann dem Kind sehr dabei helfen, sein Selbstvertrauen zu stärken und sich wieder "normal" zu fühlen.

- **Medizinische Beurteilung:** Bestimmte Sportarten oder Aktivitäten können die Zustimmung eines Arztes erfordern.
- **Progressive Anpassung:** Oft ist es besser, langsam zu beginnen und die Intensität oder Dauer der Aktivität allmählich zu steigern.

4. Emotionale und soziale Unterstützung :
Die Familie spielt eine zentrale Rolle, aber auch andere Quellen der Unterstützung können hilfreich sein:

- **Selbsthilfegruppen: Es** kann hilfreich sein, sich mit anderen Kindern zu treffen, die ähnliche Erfahrungen gemacht haben.
- **Therapie:** Ein Fachmann kann dem Kind helfen, seine Emotionen zu verarbeiten und Bewältigungsstrategien zu entwickeln.

5. Kontinuierliche Überwachung :
Die Rückkehr in das normale Leben bedeutet nicht das Ende der medizinischen Betreuung. Es ist wichtig, das Kind zu überwachen, um körperliche oder emotionale Probleme frühzeitig zu erkennen.

Die schulische und soziale Reintegration nach einer größeren Operation ist ein komplexer Prozess, der die Zusammenarbeit des Kindes, seiner Familie, des Gesundheitspersonals und der Schule erfordert. Jedes Kind ist einzigartig und sein Weg zur Wiedereingliederung ist es auch. Mit der richtigen Unterstützung und einer offenen Kommunikation können die meisten Kinder jedoch ihren Platz in ihrer Gemeinschaft wiederfinden und sich weiterentwickeln.

Rolle der Verbände und Selbsthilfegruppen

Der medizinische und chirurgische Weg eines Kindes ist mit Herausforderungen, Emotionen und Unsicherheiten verbunden. Auf diesem Weg spielen Vereinigungen und Selbsthilfegruppen eine wichtige Rolle, indem sie Hilfe, Zuhören und Ratschläge geben. Ihr Einfluss geht weit über die medizinische Dimension hinaus und betrifft die emotionalen, sozialen und praktischen Aspekte des Lebens der betroffenen Familien und Kinder.

1. Ein emotionaler Zufluchtsort :
Vereinigungen und Selbsthilfegruppen bieten oft einen Raum, in dem Eltern und Kinder ihre Ängste, Hoffnungen, Frustrationen und Erfolge zum Ausdruck bringen können.

Aktives Zuhören: Der Austausch mit anderen, die in einer ähnlichen Situation leben oder gelebt haben, vermittelt ein Gefühl des tiefen und echten Verständnisses.

Psychologische Unterstützung: Viele Gruppen bieten Zugang zu Psychologen oder Gruppentherapiesitzungen.

2. Eine Informationsquelle :
Wenn man mit einer Krankheit oder einem chirurgischen Eingriff konfrontiert ist, sind Informationen lebenswichtig.

Workshops und Seminare: Diese Sitzungen, die oft von Experten organisiert werden, bieten aktuelles Wissen über Behandlungen, chirurgische Techniken oder neue Forschungen.

Dokumentation: Die Verbände stellen häufig Broschüren, Bücher oder pädagogische Videos zur Verfügung, die für Kinder und Eltern geeignet sind.

3. Praktische Hilfe :
Der medizinische Verlauf kann für die Familien große praktische Auswirkungen haben.

Finanzielle Unterstützung: Einige Vereinigungen können Unterstützung für medizinische Kosten oder Reisen anbieten.

Unterkunft : Für Familien, die für eine Intervention weit weg von zu Hause reisen müssen, bieten einige Verbände Unterkunftsmöglichkeiten an.

4. Anwaltschaft und Sensibilisierung :

Diese Gruppen spielen oft eine aktive Rolle bei der Verteidigung der Rechte von Patienten und der Sensibilisierung der Öffentlichkeit.

Sensibilisierungskampagnen: Ziel ist es, die breite Öffentlichkeit über bestimmte Krankheiten oder Zustände zu informieren.

Lobbying: Einige Verbände setzen sich für die Finanzierung der Forschung, die Verbesserung der Pflege oder die Anerkennung der Patientenrechte ein.

5. Ein soziales Netzwerk für das Kind :

Kinder profitieren ebenfalls sehr von diesen Vereinigungen, da sie oft Freunde finden, die ihre Situation verstehen.

Aktivitäten und Lager: Besondere Veranstaltungen, bei denen sich die Kinder treffen und austauschen können, stärken das Gefühl der Zusammengehörigkeit.

Mentoring-Programme : Ältere Kinder oder Erwachsene, die ähnliche Erfahrungen gemacht haben, können jüngere Kinder anleiten und unterstützen.

Selbsthilfegruppen und -vereine sind ein wichtiges Glied im Versorgungsnetz rund um das Kind und seine Familie. Sie bieten mehr als nur Unterstützung: Sie bieten eine Gemeinschaft. In der oft einschüchternden und unsicheren Welt der Medizin sind diese Gruppen für viele Familien ein Rettungsanker, der ihnen die Werkzeuge, die Kraft und die Hoffnung gibt, die sie brauchen, um in diesen turbulenten Gewässern zu navigieren.

Kapitel 24:
ETHIK IN DER KINDERCHIRURGIE

Häufige ethische Dilemmas

In der Kinderchirurgie, wie auch in anderen Bereichen der Medizin, sind die Angehörigen der Gesundheitsberufe häufig mit ethischen Dilemmas konfrontiert. Diese oft komplexen Situationen betreffen nicht nur medizinische Prinzipien, sondern auch moralische Werte, kulturelle Überzeugungen und die Rechte der Patienten.

1. Die Autonomie des Patienten versus die Schutzfunktion der Eltern :
Ist das Kind in der Lage, eine Entscheidung über seine eigene Gesundheit zu treffen? Inwieweit können die Eltern für das Kind entscheiden? Und was geschieht, wenn das Kind und die Eltern sich nicht einig sind?

- **Informierte Zustimmung:** Die Bedeutung der Bereitstellung vollständiger Informationen, während sichergestellt wird, dass das Kind und die Eltern diese verstehen.
- **Behandlungsverweigerung:** Wie man mit Situationen umgeht, in denen Eltern eine möglicherweise lebensrettende Behandlung für ihr Kind aufgrund religiöser oder persönlicher Überzeugungen ablehnen.

2. Lebensende und Entscheidungen zur Begrenzung oder Beendigung der Behandlung :
Die Entscheidungen über das Lebensende gehören zu den schwierigsten in der Kinderchirurgie.

- **Den Zeitpunkt** bestimmen: Wie können Sie bestimmen, wann es angemessen ist, die kurative Behandlung zu beenden und zur Palliativmedizin überzugehen?

Einbeziehung der Eltern : Inwieweit sollten die Eltern in diese Entscheidungen einbezogen werden und was ist zu tun, wenn sie damit nicht einverstanden sind?

3. Ressourcenrationierung und Gerechtigkeit :
Die medizinischen Ressourcen sind nicht unbegrenzt. Wie soll über die Verteilung dieser Ressourcen entschieden werden, insbesondere im Hinblick auf den Zugang zu chirurgischen Eingriffen oder bestimmten Behandlungen?

Wartelisten : Wie können Prioritäten für chirurgische Eingriffe gesetzt werden, wenn die Nachfrage das Angebot übersteigt?

Zugang zu innovativen Behandlungen : Wie soll entschieden werden, wer von neuen Behandlungen oder chirurgischen Techniken profitieren soll, die oft teuer und begrenzt sind?

4. Forschung und klinische Studien :
Die Beteiligung von Kindern an der Forschung ist für den Fortschritt in der Medizin von entscheidender Bedeutung. Aber wie kann ihre Sicherheit und ihr Wohlergehen gewährleistet werden?

Einwilligung: Wie erhalte ich eine informierte Einwilligung für ein Kind, das an einer Forschung teilnimmt?

Abwägung von Nutzen und Risiken: Wie kann sichergestellt werden, dass der potenzielle Nutzen der Teilnahme an der Forschung die damit verbundenen Risiken überwiegt?

5. Vertraulichkeit und Privatsphäre :
Die Privatsphäre des Kindes zu schützen und gleichzeitig seine Sicherheit zu gewährleisten, kann eine Herausforderung sein.

Rechte von Teenagern : Wie kann man mit der Vertraulichkeit von Teenagern umgehen, die bestimmte Aspekte ihrer Gesundheit privat halten möchten, auch gegenüber ihren Eltern?

Gefahrensituationen: Was tun, wenn der Verdacht besteht, dass ein Kind zu Hause in Gefahr ist oder misshandelt wird?

Ethische Dilemmas in der Kinderchirurgie sind nicht nur theoretische Herausforderungen. Sie haben einen tiefgreifenden und greifbaren Einfluss auf das Leben der Patienten, der Familien und des medizinischen Personals. Die Navigation in diesen unruhigen Gewässern erfordert eine solide ethische Ausbildung, eine transparente und offene Kommunikation und eine ständige Reflexion über die Werte und Prinzipien, die die Medizin leiten.

Das Ende des Lebens und Entscheidungen über den Entzug der Behandlung

Das Lebensende eines Kindes ist ein tief bewegender und heikler Moment. Der emotionale Schmerz kann unüberwindbar sein, und die Last der zu treffenden Entscheidungen kann für alle Beteiligten erdrückend erscheinen. In der Kinderchirurgie ist der Entzug oder die Einschränkung der kurativen Behandlung mit vielen ethischen, emotionalen und medizinischen Fragen verbunden.

1. Emotionale Komplexität :
Der Tod eines Kindes ist für viele Menschen kontraintuitiv für den natürlichen Verlauf des Lebens. Die Trauer der Eltern, Geschwister und sogar der Angehörigen der Gesundheitsberufe kann durch diese Wahrnehmung noch verstärkt werden.

Die Bedeutung der vorweggenommenen Trauer: Dies ermöglicht es den Familien und dem Pflegepersonal, sich auf den bevorstehenden Verlust vorzubereiten.

Psychologische Unterstützung: Die Anwesenheit eines multidisziplinären Teams, das Psychologen und Sozialarbeiter umfasst, ist von wesentlicher Bedeutung, um die Familie in diesem Prozess zu begleiten.

2. Ethische Erwägungen :

Die Entscheidung, eine Behandlung zu beenden oder einzuschränken, basiert auf einer sorgfältigen Bewertung der Vorteile und Risiken, sowohl aus medizinischer als auch aus ethischer Sicht.

Das Prinzip der Nicht-Nachhaltigkeit: Soll eine Behandlung fortgesetzt werden, die das Leiden verlängern kann, ohne eine wesentliche Verbesserung der Lebensqualität zu bewirken?

Achtung der Autonomie: Inwieweit ist ein Kind in der Lage, seine eigenen Wünsche bezüglich des Lebensendes zu äußern, und wie können diese respektiert werden?

3. Medizinische Entscheidungen :

Die Beurteilung des klinischen Verlaufs des Kindes und der verfügbaren Behandlungsmöglichkeiten ist von grundlegender Bedeutung.

Kollegiale Beratung: Ein multidisziplinärer Ansatz ermöglicht es, verschiedene Expertisen zusammenzubringen, um die Situation zu bewerten.

Die Bedeutung der Kommunikation: Die medizinischen Teams sollten sich bemühen, klar und mitfühlend mit der Familie zu kommunizieren und die medizinischen Gründe hinter den Empfehlungen zu erläutern.

4. Der Prozess der Rücknahme der Behandlung :

Wenn die Entscheidung getroffen wird, eine Heilbehandlung abzubrechen, muss dieser Prozess mit großer Feinfühligkeit und Menschlichkeit angegangen werden.

Palliativbegleitung: Sicherstellen, dass das Kind sich wohlfühlt und keine Schmerzen hat.

Familiäre Unterstützung: Geben Sie den Familien Zeit und Raum, um sich auf ihre Weise zu verabschieden.

5. Nach dem Tod :

Die Betreuung endet nicht mit dem Tod des Kindes.

Trauerbegleitung: Familien benötigen möglicherweise psychologische Unterstützung, um mit dem Verlust fertig zu werden.

Nachbesprechung mit dem medizinischen Team: Auch das Gesundheitspersonal kann einen Raum benötigen, um seine Emotionen auszudrücken und aus der Erfahrung zu lernen.

Das Lebensende in der Kinderchirurgie ist ein Bereich, in dem die Medizin zutiefst auf die Menschlichkeit trifft. Jede Entscheidung muss mit großer Überlegung, großem Mitgefühl und tiefem Respekt für das Leben und die Würde eines jeden Kindes getroffen werden.

Sonderfälle :
Operationen an eineiigen Zwillingen, Verfahren auf Antrag der Eltern etc.

Die Kinderchirurgie ist zwar auf die besonderen Bedürfnisse des Kindes ausgerichtet, sieht sich aber manchmal mit außergewöhnlichen Situationen konfrontiert. Diese Szenarien stellen nicht nur die technischen und medizinischen Fähigkeiten des Chirurgen auf die Probe, sondern auch sein ethisches Urteilsvermögen.

1. Operation bei eineiigen Zwillingen :

Eineiige Zwillinge, die manchmal auch als "siamesische Zwillinge" bezeichnet werden, werden physisch miteinander verbunden geboren. Obwohl selten, stellt ihre chirurgische Trennung eine große Herausforderung dar.

- **Medizinische Beurteilung:** Jeder Fall ist einzigartig. Eine sorgfältige Beurteilung ist erforderlich, um die Durchführbarkeit und die mit der Trennung verbundenen Risiken zu bestimmen.
- **Ethische Erwägungen:** Wenn die Trennung das Leben eines oder beider Zwillinge gefährdet oder zu einer erheblichen Einschränkung der Lebensqualität führen kann, wird die Entscheidung komplexer.
- **Psychologische Vorbereitung: Sowohl** die Eltern als auch das medizinische Team müssen auf alle möglichen Ergebnisse vorbereitet sein.

2. Verfahren auf Antrag der Eltern :

In einigen Fällen können die Eltern chirurgische Eingriffe aus nicht-medizinischen Gründen verlangen, wie z.B. ästhetische oder kulturelle Verfahren.

- **Kulturelle Interventionen:** Verfahren wie die Beschneidung sind in einigen Kulturen üblich, können aber in anderen Kontexten ethische Fragen aufwerfen.
- **Schönheitschirurgie:** Anträge für Eingriffe wie Otoplastik (Korrektur abstehender Ohren) bei Kindern müssen mit Vorsicht bewertet werden, wobei das psychologische Wohlbefinden des Kindes zu berücksichtigen ist.

3. Chirurgie ohne direkten medizinischen Nutzen :

Situationen wie die Organentnahme bei einem gesunden Kind zur Rettung eines Bruders oder einer Schwester bedürfen einer gründlichen Überlegung.

- **Nutzen vs. Risiko:** Auch wenn die Operation das Leben eines anderen Kindes retten kann, setzt sie das Spenderkind einem Risiko aus.
- **Informierte Zustimmung:** Wie wird sichergestellt, dass das Spenderkind, entsprechend seinem Alter, das Verfahren versteht und akzeptiert?

4. Verweigerung der Behandlung aufgrund religiöser oder kultureller Überzeugungen :
Manchmal können Eltern eine notwendige chirurgische Behandlung für ihr Kind aufgrund von tiefen Überzeugungen ablehnen.

- **Respekt vor dem Glauben:** Während der Respekt vor dem Glauben der Eltern von grundlegender Bedeutung ist, müssen auch das Wohlbefinden und die Rechte des Kindes berücksichtigt werden.
- **Gesetzgebung und rechtliche Intervention:** In einigen Gerichtsbarkeiten kann eine medizinische Intervention trotz der Einwände der Eltern angeordnet werden, wenn sie als notwendig erachtet wird, um das Leben des Kindes zu retten.

Die besonderen Fälle in der Kinderchirurgie erfordern nicht nur medizinisches Fachwissen, sondern auch die Fähigkeit, sich in ethisch heiklen Bereichen zu bewegen. In jeder Situation muss das Wohl des Kindes im Mittelpunkt der Entscheidungen stehen.

Kapitel 25:
PALLIATIVMEDIZIN
IN DER KINDERCHIRURGIE

Einführung
Pädiatrische Palliativmedizin

In der komplexen Welt der Kindermedizin hat sich die Palliativmedizin als ein Spezialgebiet herausgebildet, das sich der Verbesserung der Lebensqualität von Kindern mit lebensbedrohlichen Krankheiten widmet. Entgegen der landläufigen Meinung beschränkt sich die Palliativmedizin nicht auf die letzten Momente des Lebens, sondern umfasst einen ganzheitlichen Ansatz, der darauf abzielt, Schmerzen und andere Symptome zu lindern, das Kind und seine Familie psychologisch zu unterstützen und sicherzustellen, dass jeder Moment zählt, unabhängig vom Ausgang der Krankheit.

1. Definition von pädiatrischer Palliativmedizin :
Pädiatrische Palliativmedizin ist eine umfassende Betreuung, die sich auf den Komfort und das Wohlbefinden des Kindes konzentriert. Sie konzentriert sich nicht nur auf das Lebensende, sondern kann in jeder Phase der Krankheit, manchmal sogar schon bei der Diagnose, eingeleitet werden.

2. Unterscheidet sich von der Pflege für Erwachsene :
Obwohl sie gemeinsame Prinzipien mit der Palliativversorgung von Erwachsenen teilt, weist die pädiatrische Version einige Besonderheiten auf. Kinder sind keine "kleinen Erwachsenen". Ihre Bedürfnisse, ihr Verständnis von Krankheit und Tod sowie ihre Reaktionen

auf Schmerz und Not variieren je nach Alter und Entwicklung.

3. Schmerzen bei Kindern :
Die Schmerzbehandlung ist ein zentrales Element der pädiatrischen Palliativmedizin. Kinder äußern Schmerzen auf unterschiedliche Weise und es ist für das Gesundheitspersonal von entscheidender Bedeutung, diese Schmerzen zu erkennen und effektiv zu behandeln, unabhängig davon, ob es sich um körperliche, emotionale oder psychologische Schmerzen handelt.

4. Die psychosoziale Dimension :
Familien, die mit der schweren Krankheit eines Kindes konfrontiert sind, durchleben einen Sturm der Gefühle. Die pädiatrische Palliativpflege legt großen Wert darauf, nicht nur das Kind, sondern auch seine Familie zu unterstützen, indem sie psychologische Begleitung, Beratung und manchmal sogar spirituelle Unterstützung anbietet.

5. Die Bedeutung von Kommunikation :
Mit einem Kind über Krankheit, Schmerz und Tod zu sprechen, ist eine heikle Angelegenheit. Das pädiatrische Palliativteam bemüht sich um eine offene, ehrliche Kommunikation, die dem Alter und der Reife des Kindes angemessen ist.

Die pädiatrische Palliativmedizin ist ein umfassender Ansatz, der die Einzigartigkeit jedes Kindes und seiner Familie anerkennt. Sie versucht, Trost, Erleichterung und eine bessere Lebensqualität zu bieten, indem sie jeden Moment, jedes Lachen und jede Träne würdigt und sicherstellt, dass jedes Kind, unabhängig von seinem Zustand, mit Würde, Liebe und Respekt behandelt wird.

Schmerzmanagement und Komfort

Schmerz ist eine komplexe und subjektive Erfahrung. Bei Kindern ist die Behandlung von Schmerzen ein wichtiges Thema für das Pflegepersonal, insbesondere in der Kinderchirurgie. Die Gewährleistung des Komforts für junge Patienten ist nicht nur eine Frage des Wohlbefindens, sondern auch entscheidend für ihre Genesung und ihre allgemeine Entwicklung.

1. Bewertung von Schmerzen bei Kindern :
Die Beurteilung von Schmerzen bei Kindern ist eine Herausforderung für sich. Kinder drücken Schmerzen je nach Alter und Entwicklung anders aus als Erwachsene. Mediziner verwenden verschiedene altersgerechte Instrumente und Skalen, um Schmerzen objektiv zu bewerten.

2. Prinzipien der Schmerzpharmakologie :
Die medikamentöse Behandlung von Schmerzen ist an die Physiologie des Kindes angepasst. Die Dosis, die Häufigkeit und die Art der Medikamente werden auf das Alter, das Gewicht und den allgemeinen Gesundheitszustand des Kindes abgestimmt. Von Analgetika bis hin zu Opioiden wird die Wahl präzise getroffen.

3. Nicht-pharmakologische Techniken :
Nichtmedikamentöse Methoden spielen eine wesentliche Rolle bei der Behandlung von Schmerzen. Ablenkung, Spiele, Musiktherapie, Entspannungstechniken und psychologische Interventionen sind alles Werkzeuge, die in Kombination mit Medikamenten eine deutliche Linderung bieten können.

4. Berücksichtigung von chronischen Schmerzen :
Einige Kinder leiden nach einem chirurgischen Eingriff unter anhaltenden Schmerzen. Das Erkennen und Behandeln dieser chronischen Schmerzen ist entscheidend, um langfristige physische und psychologische Komplikationen zu vermeiden.

5. Die entscheidende Rolle der Eltern :
Die Eltern spielen als erste Beobachter und Beschützer ihres Kindes eine Schlüsselrolle bei der Schmerzbehandlung. Ihre aktive Teilnahme, Ausbildung und Unterstützung sind entscheidend, um das Wohlbefinden des Kindes zu gewährleisten.

6. Besondere Herausforderungen in der Kinderchirurgie :
Chirurgische Eingriffe sind aufgrund ihrer invasiven Natur häufig mit postoperativen Schmerzen verbunden. Das medizinische Team muss besonders auf die Behandlung dieser Schmerzen achten, um eine schnelle Genesung zu gewährleisten und das Trauma zu minimieren.

Das Schmerzmanagement und der Komfort stehen im Mittelpunkt der pädiatrischen Chirurgie. Über die Techniken und Medikamente hinaus ist es ein globaler Ansatz, eine Philosophie, die sich auf das Kind und seine Familie konzentriert. Durch die Sicherstellung der Schmerzlinderung bieten die Pflegekräfte dem Kind die Chance, sich unter den besten Bedingungen zu erholen, zu wachsen und sich voll zu entfalten.

Unterstützung für Familien im Endstadium

Wenn ein Kind unheilbar krank ist, taucht die ganze Familie in ein Meer von Emotionen, Zweifeln und Schmerzen ein. Der Augenblick wird bedeutungsvoll und jeder gemeinsame Moment ist von unschätzbarem Wert. In diesem schmerzhaften Kontext ist es die Aufgabe des Gesundheitspersonals, dem Kind und seiner Familie medizinische, emotionale und spirituelle Unterstützung zu bieten.

1. Erkennung und Validierung von Emotionen :
Jedes Familienmitglied wird diese Zeit auf seine eigene Art und Weise erleben. Trauer, Wut, Verleugnung, Ungerechtigkeitsgefühl... alle diese Emotionen sind legitim und bedürfen der Anerkennung und Bestätigung. Das Pflegeteam bemüht sich, für jedes Familienmitglied einen Raum zu schaffen, in dem sie ihre Gefühle ausdrücken und verstehen können.

2. Medizinische Versorgung und Komfort des Kindes :
Das Hauptziel in der Endphase der Erkrankung ist nicht mehr die Heilung, sondern das Wohlergehen des Kindes. Die Behandlungen werden neu angepasst, um den größtmöglichen Komfort zu gewährleisten, Schmerzen zu lindern und dem Kind zu ermöglichen, seine letzten Momente in Würde zu erleben.

3. Spirituelle Begleitung und Rituale :
Unabhängig von ihrem Glauben oder ihrer Religion können Familien spirituelle Unterstützung benötigen. Seelsorger, spirituelle Berater oder Therapeuten können Familien bei der Sinnsuche, bei Ritualen oder bei der Vorbereitung des Abschieds helfen.

4. Vorbereitung auf den Trauerfall :
Die Trauer beginnt lange vor dem tatsächlichen Verlust des geliebten Menschen. Die Fachleute begleiten die Familie in diesem Prozess der vorzeitigen Trauer und helfen ihnen, die Zukunft zu planen, sich emotional vorzubereiten und nach Ressourcen zu suchen, um den Verlust zu bewältigen.

5. Erinnerungen und gemeinsame Momente :
Einfache Initiativen wie das Anlegen von Fotoalben, Sprachaufnahmen oder Videos können der Familie helfen, die mit dem Kind verbrachten Momente festzuhalten. Diese Erinnerungen sind wertvoll, um das Andenken des Kindes in Ehren zu halten und Trost in den kommenden dunklen Tagen zu finden.

6. Ressourcen und Unterstützungsgruppen :
Es ist wichtig, die Familien an externe Ressourcen zu verweisen, seien es Selbsthilfegruppen, Trauertherapien oder spezialisierte Organisationen. Diese Strukturen bieten einen sicheren Rahmen, um sich mit anderen auszutauschen und sich weniger allein mit dem Schmerz zu fühlen.

Die Unterstützung von Familien in der Endphase des Lebens ist ein Akt des Mitgefühls, des Respekts und des Zuhörens. Die Pflegeteams stellen das Kind und seine Familie in den Mittelpunkt ihrer Bemühungen und ermöglichen es jedem, diese Prüfung unter den bestmöglichen Bedingungen zu durchleben, umgeben von Liebe und Wohlwollen.

Kapitel 26:
KOMPLIKATIONEN
SELTEN, ABER SCHWERWIEGEND

Anästhesiologische Komplikationen speziell für die Pädiatrie

Die pädiatrische Anästhesie weist trotz ihrer Ähnlichkeiten mit der Anästhesie bei Erwachsenen spezifische Herausforderungen und Komplikationen auf. Der einzigartige Stoffwechsel des Kindes, seine sich ständig verändernde Physiologie und seine anatomischen Besonderheiten erfordern eine erhöhte Fachkenntnis und Wachsamkeit seitens des Anästhesisten. Lassen Sie uns einen Blick auf diese speziellen Komplikationen in der Pädiatrie werfen, um sie besser zu verstehen und vorausschauend zu handeln.

1. Schwierige Luftwege :
Kinder, insbesondere Säuglinge, haben eine andere Anatomie der Atemwege als Erwachsene. Ihre Zunge ist relativ größer und die Epiglottis ist kürzer und weniger flexibel. Diese Merkmale können die Intubation schwieriger machen.

2. Hypoxämie :
Die hohe Stoffwechselrate von Kindern und ihre begrenzte Lungenkapazität führen dazu, dass sie mehr Sauerstoff verbrauchen und mehr Kohlendioxid produzieren. Daher können sie schnell hypoxämisch werden, insbesondere bei Apnoe oder Intubationsschwierigkeiten.

3. Hypothermie :
Kinder haben eine größere Körperoberfläche im Verhältnis zu ihrem Gewicht, was sie anfälliger für

Temperaturschwankungen macht. Ein kalter Operationssaal oder ein längerer Eingriff kann zu einer schnellen Unterkühlung führen.

4. Bradykardie :
Kinder sind stärker auf ihre Herzfrequenz angewiesen, um ein angemessenes Herzzeitvolumen aufrechtzuerhalten. Die Einnahme bestimmter Medikamente oder Stress können zu einer Bradykardie führen, die umgehend behandelt werden muss.

5. Allergische Reaktionen :
Kinder können anfälliger für bestimmte Arzneimittelallergien oder Anästhesiereaktionen wie das Maligne Hyperthermie-Syndrom sein.

6. Toxizität von Arzneimitteln :
Der unterschiedliche Stoffwechsel und die sich entwickelnde Nierenfunktion bei Kindern können sie anfälliger für die Toxizität bestimmter Anästhetika machen.

7. Postoperative Komplikationen :
Nach einer Operation können Kinder unter Übelkeit, Erbrechen oder unruhigem Aufwachen leiden, was zum Teil auf die erhöhte Empfindlichkeit ihres zentralen Nervensystems zurückzuführen ist.

Die Durchführung der Anästhesie bei Kindern erfordert eine spezielle Ausbildung und ständige Aufmerksamkeit für ihre physiologischen und anatomischen Besonderheiten. Dank des technologischen Fortschritts und des Fachwissens von Kinderanästhesisten können die meisten Komplikationen jedoch vorhergesehen und behandelt werden, wodurch die Sicherheit und das Wohlbefinden der jüngsten Patienten gewährleistet werden.

Seltene postoperative Syndrome

In der Welt der Kinderchirurgie werden häufige postoperative Komplikationen, auch wenn sie Anlass zur Sorge geben, oftmals antizipiert und mit Hilfe des heutigen medizinischen Fachwissens bewältigt. Es gibt jedoch seltene postoperative Syndrome, die zwar nicht selten sind, aber eine gründliche Kenntnis und eine schnelle Erkennung erfordern, um die Sicherheit des Kindes zu gewährleisten. Im Folgenden werden einige dieser Syndrome vorgestellt, die den medizinischen Fachleuten manchmal noch Rätsel aufgeben.

1. Abdominales Kompartmentsyndrom :
Nach bestimmten chirurgischen Eingriffen kann ein erhöhter Druck im Bauchraum die Blutzirkulation und die Funktion der inneren Organe beeinträchtigen. Dieses Syndrom erfordert einen sofortigen Eingriff, um schwere Komplikationen zu vermeiden.

2. Logensyndrom :
Ähnlich dem Kompartmentsyndrom, aber in der Regel in den Gliedmaßen lokalisiert. Ein erhöhter Druck in einem Muskelfach kann die Durchblutung beeinträchtigen und den Muskel und die Nerven schädigen.

3. Postoperatives Schrumpfungssyndrom :
Bei Kindern, die unter Langzeitmedikation oder Langzeitsedierung standen, kann ein plötzliches Absetzen dieser Medikamente nach der Operation zu Symptomen wie Unruhe, Tachykardie und Zittern führen.

4. Histaminfreisetzungssyndrom :
Es handelt sich um eine pseudoallergische Reaktion, die als Reaktion auf bestimmte Medikamente oder Produkte auftreten kann, die während der Operation verwendet

werden. Die Symptome ähneln einer allergischen Reaktion, jedoch ohne Beteiligung des Immunsystems.

5. Komplexes regionales Schmerzsyndrom :
Nach einer Operation, insbesondere einer Operation an den Gliedmaßen, können einige Kinder Schmerzen entwickeln, die in keinem Verhältnis zum Eingriff stehen. Der Schmerz kann von Veränderungen der Hautfarbe oder -temperatur begleitet sein.

6. Postperikardiotomie-Atemnotsyndrom (PPRDS) :
Nach einer Herzoperation können einige Kinder eine Entzündung der Lunge entwickeln, die zu einer Ateminsuffizienz führt. Die Symptome ähneln denen einer Lungenentzündung, jedoch ohne zugrundeliegende Infektion.

Auch wenn diese seltenen postoperativen Syndrome beunruhigend erscheinen mögen, ist es wichtig, sich daran zu erinnern, dass das medizinische Personal geschult ist, sie schnell zu erkennen und zu behandeln. Die Bedeutung der postoperativen Überwachung und der Kommunikation mit dem medizinischen Team darf nicht unterschätzt werden. Durch frühzeitiges Erkennen von Symptomen und rasches Eingreifen können viele Nebenwirkungen minimiert oder vermieden werden, wodurch das bestmögliche Ergebnis für jeden jungen Patienten gewährleistet wird.

Früherkennung und Behandlung

Im medizinischen Bereich, insbesondere in der Kinderchirurgie, kommt dem Sprichwort "Zeit ist Benzin" eine besondere Bedeutung zu. Kinder stellen aufgrund ihrer einzigartigen Physiologie und ihrer begrenzten Fähigkeit, ihre Symptome zu verbalisieren, oftmals eine diagnostische Herausforderung dar. Die frühzeitige Erkennung von

Komplikationen oder Pathologien und eine schnelle Behandlung sind entscheidend, um die Ergebnisse zu optimieren und mögliche Folgeerkrankungen zu minimieren.

1. Erkennung atypischer Lebenszeichen :
Bei Kindern können selbst geringfügige Veränderungen der Vitalfunktionen der Auftakt zu einem größeren Problem sein. Eine erhöhte Herzfrequenz kann beispielsweise ein erstes Anzeichen für eine Sepsis oder eine Blutung sein.

2. Regelmäßige Bewertung :
Kinder können sich schnell verschlechtern. Eine regelmäßige Überwachung, auch wenn keine offensichtlichen Symptome vorliegen, kann helfen, Komplikationen zu erkennen, bevor sie kritisch werden.

3. Aktives Zuhören :
Kinder sind möglicherweise nicht in der Lage, ihre Symptome klar auszudrücken. Aktiv ihren Beschwerden zuzuhören und ihr Verhalten zu beobachten, kann wertvolle Hinweise liefern.

4. Zusammenarbeit mit den Eltern :
Die Eltern kennen ihr Kind am besten. Wenn ein Elternteil Bedenken äußert oder eine Veränderung im Verhalten seines Kindes feststellt, sollte dies ernst genommen werden.

5. Nutzung der Technologie :
Instrumente wie Point-of-Care-Ultraschall können helfen, Probleme wie Obstruktionen oder innere Blutungen schnell zu erkennen.

6. Weiterbildung :
Die Medizin entwickelt sich ständig weiter. Fortlaufende Schulungen ermöglichen es medizinischem Fachpersonal,

sich über die neuesten diagnostischen und therapeutischen Methoden auf dem Laufenden zu halten.

7. Notfallprotokolle :

Das Vorhandensein von Notfallprotokollen und das regelmäßige Üben ihrer Anwendung kann die Behandlung in einer kritischen Situation beschleunigen.

Die frühzeitige Erkennung von Problemen und eine schnelle Behandlung sind der Grundstein für den Behandlungserfolg in der Kinderchirurgie. Durch sorgfältige Überwachung, ständige Fortbildung und enge Zusammenarbeit mit den Eltern können die Angehörigen der Gesundheitsberufe die bestmögliche Versorgung ihrer jungen Patienten gewährleisten.

Kapitel 27:
UMWELTASPEKTE
DES OPERATIONSSAALS

Ergonomie des Operationssaals

Ergonomie, die wissenschaftliche Untersuchung der Interaktion zwischen Menschen und Systemen, ist in der Umgebung des Operationssaals (OS) von entscheidender Bedeutung, um die Sicherheit, die Effizienz und den Komfort des Operationsteams und des Patienten zu gewährleisten. In der Kinderchirurgie ist die Ergonomie aufgrund der spezifischen Nuancen dieser Bevölkerungsgruppe noch entscheidender.

1. Raumgestaltung: Die Größe und das Layout des Raums müssen einen reibungslosen Ablauf des Fachpersonals ermöglichen und gleichzeitig die notwendige Ausrüstung beherbergen. Die Räume müssen für kleine Patienten geeignet sein, mit verstellbaren Operationstischen und Geräten.

2. Beleuchtung: Eine angemessene Beleuchtung ist von wesentlicher Bedeutung, da die anatomischen Strukturen bei Kindern kleiner sind und chirurgische Präzision erfordern. Einstellbare OP-Lampen und Lupenbrillen können helfen, die Sicht zu verbessern.

3. Instrumentarium: Die Kinderchirurgie erfordert oft kleinere Instrumente, die speziell für die Physiologie des Kindes entwickelt wurden. Ihre Organisation und Anordnung sollte intuitiv sein, um die Suchzeit während der Operation zu minimieren.

4. Monitore und Bildschirme: Wenn die Bildschirme in einer optimalen Höhe und einem optimalen Winkel positioniert sind, kann das OP-Team die Vitalzeichen des

Kindes und alle notwendigen bildgebenden Verfahren leicht und ohne Muskelverspannungen oder Unbehagen überwachen.

5. Positionierung des Patienten : Die Immobilisierung und der Komfort des Kindes sind von größter Bedeutung. Stützen und Kissen sollten verfügbar sein und an verschiedene Größen und Körperformen angepasst werden können.

6. Raum für die Anästhesie: Das Anästhesieteam benötigt einen eigenen Raum mit unmittelbarem Zugang zu den Atemwegen des Kindes und zu allen wichtigen Medikamenten und Geräten.

7. Vermeidung von Ermüdung: Geeignete Böden, ergonomische Stühle und die Möglichkeit, regelmäßige Pausen zu machen, können helfen, die Ermüdung des Teams zu verhindern, ein Schlüsselfaktor bei der Vermeidung von Fehlern.

8. Minimierung von Lärm : Die Minimierung von akustischen Ablenkungen ist für die Konzentration von entscheidender Bedeutung. Die Akustik des Operationssaals kann so gestaltet werden, dass unnötiger Lärm minimiert wird.

Die Ergonomie des Operationssaals spielt eine entscheidende Rolle für den Erfolg pädiatrischer chirurgischer Eingriffe. Eine durchdachte Planung und Umsetzung kann nicht nur die Effizienz und Sicherheit der Operation verbessern, sondern auch die Gesundheit und das Wohlbefinden des Operationsteams erhalten. Letztendlich ist das Ziel, den jungen Patienten die bestmögliche Versorgung zukommen zu lassen und gleichzeitig diejenigen zu unterstützen, die unermüdlich an ihrer Behandlung arbeiten.

Nutzung von Einrichtungen kinderfreundlich

Bei der Behandlung eines pädiatrischen Patienten ist die Verwendung von speziell für Kinder entwickelten Geräten von entscheidender Bedeutung. Die Geräte sind an die Größe, Physiologie und Bedürfnisse von Kindern angepasst, was die Sicherheit und Effizienz der Eingriffe maximiert.

1. Angepasste Abmessungen : Kinder sind nicht einfach nur kleinere Versionen von Erwachsenen. Ihre anatomischen Proportionen unterscheiden sich und erfordern daher eine spezielle Größe der Ausrüstung. Kleinere chirurgische Instrumente oder dünnere Katheter können erforderlich sein.

2. Monitore und Sensoren: Die in der Pädiatrie verwendeten Monitore verfügen oft über Sensoren, die an die zarte Haut von Kindern und ihre geringen Abmessungen angepasst sind. Diese Geräte liefern Vitaldaten mit erhöhter Genauigkeit.

3. Verstellbare OP-Tische: Diese Tische sind für Kinder aller Altersgruppen, von Neugeborenen bis zu Jugendlichen, geeignet. Sie sind verstellbar, um den Patienten sicher zu lagern und zu fixieren.

4. Anästhesiegeräte: Pädiatrische Anästhesiesysteme sind so konzipiert, dass sie präzise Dosen abgeben, die auf das Gewicht und die Größe des Kindes abgestimmt sind, wodurch das Risiko einer Überdosis oder von Komplikationen minimiert wird.

5. Bildgebungsgeräte: Ob Röntgen, MRT oder Ultraschall, kinderfreundliche Geräte sind oft kleiner und so konzipiert, dass sie Angst reduzieren, manchmal mit eingebauten spielerischen Elementen.

6. Kleidung und Bettwäsche: Krankenhauskleidung, Bettwäsche und Decken sind so entworfen, dass sie bequem sind und kindgerechte Größen und Muster aufweisen, die dazu beitragen, die Umgebung weniger einschüchternd zu machen.

7. Rehabilitationseinrichtungen: In der Physiotherapie werden Geräte wie Bälle, Gewichte oder Gehhilfen an die Größe und die Bedürfnisse der Kinder angepasst, um eine optimale Erholung zu fördern.

Schlussfolgerung :

Die Verwendung von kinderfreundlicher Ausrüstung in der Kinderchirurgie ist für eine optimale Versorgung von entscheidender Bedeutung. Diese Geräte, die speziell auf die Besonderheiten der jungen Patienten zugeschnitten sind, maximieren nicht nur die Sicherheit und Effizienz der Verfahren, sondern tragen auch dazu bei, Stress und Ängste bei den Kindern zu reduzieren, was ihre Kooperation und Erholung erleichtert. Eine besondere Aufmerksamkeit für diese Details kann einen bedeutenden Unterschied in den chirurgischen Ergebnissen und in der Gesamterfahrung des Kindes und seiner Familie ausmachen.

Vermeidung von Kontamination und Abfallmanagement

Das Umfeld der Kinderchirurgie stellt besonders hohe Anforderungen an die Vermeidung von Infektionen. Da sich das Immunsystem noch in der Entwicklung befindet, sind Kinder oft anfälliger für Infektionen. Die Gewährleistung einer sterilen Umgebung und die effiziente Verwaltung von medizinischen Abfällen sind daher von entscheidender Bedeutung.

1. Strengere Sterilisationsprotokolle :

Alle verwendeten chirurgischen Instrumente müssen einer strengen Sterilisation unterzogen werden, um alle Spuren von pathogenen Mikroorganismen zu beseitigen.

Autoklaven und andere Sterilisationsgeräte werden routinemäßig verwendet.

2. Chirurgische Kleidung :
Das Tragen von sterilen Kitteln, Masken, Handschuhen und Schutzbrillen ist für das gesamte Personal im Operationssaal obligatorisch. Diese Ausrüstung, die häufig nur einmal verwendet wird, ist für die Verhinderung der Verbreitung von Infektionserregern unerlässlich.

3. Operationssaal mit laminarer Strömung :
Einige Eingriffe erfordern Operationssäle mit Laminarflow-Belüftungssystemen, die kontinuierlich saubere Luft garantieren und so das Risiko von nosokomialen Infektionen verringern.

4. Abfallentsorgung :
Alle Abfälle, die während einer Operation anfallen, seien es Handschuhe, Kompressen oder Spritzen, werden als potenziell infektiös betrachtet. Sie müssen in speziellen Behältern entsorgt und entsprechend den Vorschriften behandelt werden.

5. Sichere Entsorgung von scharfen Gegenständen :
Nadeln, Skalpelle und andere scharfe Instrumente sollten in speziellen Behältern entsorgt werden, um Verletzungen und die Verbreitung von Krankheiten zu vermeiden.

6. Umgang mit biologischen Flüssigkeiten :
Flüssigkeiten wie Blut oder andere Körperflüssigkeiten werden als Hochrisikoabfall behandelt. Für ihre Entsorgung werden besondere Vorsichtsmaßnahmen getroffen.

7. Weiterbildung :
Das medizinische Personal wird regelmäßig geschult und auf den neuesten Stand gebracht, was die besten Praktiken zur Vermeidung von Kontaminationen und zur

Abfallentsorgung betrifft, um sicherzustellen, dass die höchsten Standards stets eingehalten werden.

8. Audits und Kontrollen :
Spezialisierte Teams führen regelmäßig Audits durch, um sicherzustellen, dass die Sicherheitsprotokolle strikt befolgt werden. Diese Bewertungen ermöglichen es, Abweichungen schnell zu erkennen und zu korrigieren.

Die Vermeidung von Kontaminationen und die Abfallentsorgung in der Kinderchirurgie sind zentrale Elemente, um die Sicherheit der kleinen Patienten zu gewährleisten. In einer Umgebung, in der es kaum eine Fehlerquote gibt, zählt jeder Schritt, jedes Protokoll. Krankenhäuser und Kliniken sind ständig bemüht, ihre Methoden zu verbessern, um eine sichere Umgebung zu schaffen, nicht nur für die Kinder, sondern auch für das Pflegepersonal und die gesamte Gemeinschaft.

Kapitel 28:
AUSBILDENDER KRANKENPFLEGER IN DER KINDERCHIRURGIE

Bildungstechniken und Betreuung

Die Kinderchirurgie ist eine heikle Disziplin, die ein hohes Maß an Fachwissen und einen multidimensionalen Ansatz erfordert. Um die Fachkräfte in diesem Bereich effektiv auszubilden, werden spezielle Ausbildungs- und Betreuungstechniken eingesetzt, die Theorie, Praxis und zwischenmenschliche Fähigkeiten kombinieren.

1. Theoretische Ausbildung :
Die Grundlage jeder medizinischen Ausbildung beginnt mit dem Erwerb von theoretischem Wissen. Dazu gehört das Studium der Anatomie, der Physiologie, der spezifischen pädiatrischen Pathologien, der chirurgischen Techniken und der Standardverfahren.

2. Simulationen und Szenarien :
Mit dem Aufkommen der Technologie sind chirurgische Simulationen zu einem wertvollen Werkzeug für die Ausbildung geworden. Sie bieten angehenden Chirurgen die Möglichkeit, komplexe Verfahren in einer risikofreien Umgebung zu üben.

3. Klinische Rotation :
Die Rotationen in verschiedenen pädiatrischen chirurgischen Fachbereichen ermöglichen ein vollständiges Eintauchen in die Materie und geben den Lernenden die Möglichkeit, unter direkter Aufsicht zu beobachten, zu interagieren und zu praktizieren.

4. Mentoring :
Eine enge Betreuung durch einen erfahrenen Chirurgen ist von entscheidender Bedeutung. Der Mentor leitet den Lernenden nicht nur in den chirurgischen Techniken an, sondern auch in der Entwicklung klinischer Fähigkeiten und der Entscheidungsfindung.

5. Praktische Workshops :
Diese Workshops werden regelmäßig veranstaltet und bieten den Teilnehmern die Möglichkeit, spezifische Techniken zu erlernen, neue Geräte zu verwenden oder an anatomischen Proben zu üben.

6. Regelmäßiges Feedback :
Kontinuierliche Bewertung und konstruktives Feedback ermöglichen es den Lernenden, ihre Stärken und Verbesserungsbereiche zu verstehen und so ihre Fortschritte zu erleichtern.

7. Entwicklung zwischenmenschlicher Fähigkeiten :
Schulungen in Kommunikation, Konfliktmanagement und Teamarbeit sind von entscheidender Bedeutung, da ein Kinderchirurg in der Lage sein muss, effektiv mit anderen medizinischen Fachkräften, den Kindern und ihren Familien zusammenzuarbeiten.

8. Fallstudien und Morbi-Mortalitäts-Reviews :
Diese Sitzungen ermöglichen es den Fachleuten, komplexe Fälle zu diskutieren, Komplikationen zu analysieren und aus Fehlern zu lernen, um so eine kontinuierliche Verbesserung zu erreichen.

9. Forschung und Veröffentlichungen :
Die Ermutigung von Chirurgen in der Ausbildung, sich an Forschungsprojekten zu beteiligen und ihre Entdeckungen zu veröffentlichen, stärkt nicht nur ihr Wissen, sondern trägt auch zur Weiterentwicklung des Fachgebiets bei.

10. Weiterbildung :
Die Medizin ist ein Bereich, der sich ständig weiterentwickelt. Kinderchirurgen müssen sich daher während ihrer gesamten Laufbahn ständig weiterbilden, um auf dem neuesten Stand zu bleiben.

Die Ausbildung und das Management in der Kinderchirurgie sind von entscheidender Bedeutung, um eine qualitativ hochwertige Versorgung der jungen Patienten zu gewährleisten. Durch die Kombination von bewährten Lehrmethoden und modernen Innovationen bildet dieses Fachgebiet weiterhin hochqualifizierte Fachkräfte aus, die sich der Verbesserung der Gesundheit von Kindern widmen.

Erstellung von Bildungsmodulen für neue Mitarbeiter

Die erfolgreiche Integration neuer Mitarbeiter ist für das reibungslose Funktionieren einer Organisation von entscheidender Bedeutung. Eines der Schlüsselelemente dieser Integration ist die Ausbildung, die durch die Erstellung von Ausbildungsmodulen erheblich erleichtert werden kann. Hier finden Sie eine Schritt-für-Schritt-Anleitung zur Erstellung effektiver Module.

1. Bewertung der Bedürfnisse :
Zunächst ist es von entscheidender Bedeutung, die Fähigkeiten und Kenntnisse, die neue Mitarbeiter erwerben müssen, klar zu definieren. Diese Bewertung kann in Zusammenarbeit mit den Abteilungsleitern, Ausbildern und der Personalabteilung erfolgen.

2. Definition der Lernziele :
Nachdem Sie den Bedarf ermittelt haben, legen Sie die genauen Ziele fest, die mit jedem Modul erreicht werden

sollen. Diese Ziele sollten SMART sein: spezifisch, messbar, erreichbar, realistisch und zeitlich definiert.

3. Auswahl des Formats :
Je nach Art des Inhalts und des Zielpublikums können Sie verschiedene Formate wählen: Videos, Webinare, interaktive Präsentationen, PDF-Dokumente, Quizze, Simulationen, etc.

4. Erstellung des Inhalts :
Stellen Sie sicher, dass der Inhalt klar, prägnant und relevant ist. Verwenden Sie konkrete Beispiele, Fallstudien und Situationsbeschreibungen. Integrieren Sie visuelle und Audioelemente, um das Modul ansprechender zu gestalten.

5. Integration von Interaktivität :
Lernen ist am effektivsten, wenn der Lernende aktiv ist. Integrieren Sie Quizze, praktische Übungen, Diskussionsforen oder Umfragen, um die Interaktion zu fördern.

6. Test und Überprüfung :
Bevor Sie das Modul einsetzen, testen Sie es mit einer kleinen Gruppe. Sammeln Sie deren Feedback und nehmen Sie die notwendigen Änderungen vor.

7. Bereitstellung :
Stellen Sie die Module neuen Mitarbeitern über eine Online-Lernplattform, ein Intranet oder Präsenzveranstaltungen zur Verfügung.

8. Überwachung und Bewertung :
Überwachen Sie den Fortschritt der Mitarbeiter und bewerten Sie ihr Verständnis des Inhalts. Dies kann durch Tests, Bewertungen oder Diskussionen geschehen.

9. Fortlaufende Aktualisierung :
Die Berufswelt entwickelt sich ständig weiter. Stellen Sie sicher, dass die Module regelmäßig aktualisiert werden, damit sie relevant und aktuell bleiben.

10. Ermutigung zum Feedback :
Fördern Sie eine Umgebung, in der sich die Mitarbeiter frei fühlen, ihre Meinung zu den Inhalten zu äußern, was zu einer kontinuierlichen Verbesserung führt.

Die Erstellung von Bildungsmodulen für neue Mitarbeiter ist eine Investition, die die Effizienz der Einarbeitung und die Produktivität der Mitarbeiter erheblich steigern kann. Durch die Anwendung eines strukturierten Ansatzes und die Betonung von Relevanz und Interaktivität können Sie sicherstellen, dass Ihre Schulung sowohl ansprechend als auch effektiv ist.

Bewertung der Kompetenzen

Die Bewertung von Kompetenzen ist ein Prozess, bei dem die Fähigkeiten einer Person im Vergleich zu einem definierten Satz von Kompetenzen oder Standards gemessen und analysiert werden. Unabhängig davon, ob es sich um technische Kompetenzen, Soft Skills oder Verhaltenskompetenzen handelt, ist ihre Bewertung von entscheidender Bedeutung, um den Fortschritt des Einzelnen zu gewährleisten und den sich ändernden Bedürfnissen der Organisation gerecht zu werden. Im Folgenden werden die Bedeutung und die Umsetzung dieses Ansatzes näher erläutert.

1. Warum Kompetenzen bewerten?
Die Bewertung von Kompetenzen bietet mehrere Vorteile:
   Persönliche Entwicklung: Sie hilft dem Einzelnen, seine Stärken und Verbesserungsbereiche zu

identifizieren und bietet so Möglichkeiten für gezielte Schulungen.

Karriereplanung: Hilft Mitarbeitern und Managern, mögliche Karrierewege zu identifizieren.

Einstellung: Stellt sicher, dass die Bewerber die für eine bestimmte Position erforderlichen Fähigkeiten besitzen.

Leistungsmanagement: Bietet eine Möglichkeit, die Leistung eines Mitarbeiters auf objektive Weise zu bewerten.

2. Wie werden die Kompetenzen bewertet?

Es gibt verschiedene Methoden zur Bewertung von Kompetenzen:

Selbstbewertung: Die Personen bewerten ihre eigenen Kompetenzen. Obwohl es dieser Methode an Objektivität fehlen kann, bietet sie eine introspektive Perspektive.

360-Grad-Bewertungen : Kollegen, Vorgesetzte und andere Beteiligte geben Feedback über den Einzelnen.

Technische Tests: Spezifische Beurteilungen zur Messung technischer Fähigkeiten, z. B. Kodierungstests für Entwickler.

Simulationen und Fallstudien : Die Personen werden in realistische Situationen versetzt, um zu beurteilen, wie sie ihre Kompetenzen in realen Situationen einsetzen.

Strukturierte Interviews: Es werden spezifische Fragen gestellt, um bestimmte Kompetenzen zu bewerten.

3. Wie sind die Ergebnisse zu interpretieren?

Nach der Bewertung ist es von entscheidender Bedeutung, konstruktives Feedback zu geben. Stärken sollten anerkannt werden, während Verbesserungsbereiche mit Einfühlungsvermögen und konkreten Vorschlägen angesprochen werden sollten.

4. Wie können die Ergebnisse für die berufliche Entwicklung genutzt werden?

Auf der Grundlage der Ergebnisse kann ein Entwicklungsplan erstellt werden. Dies könnte Schulungen, Mentoring oder Möglichkeiten zum Lernen am Arbeitsplatz beinhalten. Die Mitarbeiter sollten ermutigt werden, ihre eigene Entwicklung in die Hand zu nehmen.

Die Bewertung von Kompetenzen ist ein mächtiges Instrument, um sicherzustellen, dass Einzelpersonen und Organisationen gemeinsam Fortschritte machen. Durch einen ganzheitlichen Ansatz, der auf Objektivität und Wohlwollen beruht, können Organisationen ein Umfeld schaffen, in dem sich die Mitarbeiter wertgeschätzt, unterstützt und zu Höchstleistungen motiviert fühlen.

Kapitel 29:
SCHLUSSFOLGERUNG UND ZUKUNFT
DER KINDERCHIRURGIE

Technologische Innovationen
und chirurgische Eingriffe in der Zukunft

Technologische Fortschritte und wissenschaftliche Entdeckungen haben schon immer zu Fortschritten in der Chirurgie geführt. Heute, zu Beginn eines neuen Jahrzehnts, stehen zahlreiche Innovationen an, die die Chirurgie, wie wir sie kennen, revolutionieren werden.

1. Durch Augmented Reality unterstützte Chirurgie :
Chirurgen werden in der Lage sein, 3D-Bilder von MRT, CT oder anderen medizinischen Bildern mit der Realität zu überlagern, so dass sie durch das Gewebe sehen und mit bisher unerreichter Präzision operieren können.

2. Mikroroboter in der Chirurgie :
Ferngesteuerte Mikroroboter könnten in den Körper eingeführt werden, um Eingriffe ohne Einschnitte vorzunehmen, wodurch das Infektionsrisiko verringert und die Genesungszeit verkürzt würde.

3. 3D-Drucker in der rekonstruktiven Chirurgie :
Die Verwendung von 3D-Druckern zur Herstellung von personalisierten Organen, Knochen oder Gewebe könnte die Transplantation und die rekonstruktive Chirurgie revolutionieren.

4. Künstliche Intelligenz und maschinelles Lernen :
KI könnte dabei helfen, potenzielle Komplikationen vorherzusagen, die beste Operationsmethode für einen

bestimmten Patienten auszuwählen oder sogar Chirurgen in Echtzeit bei Operationen zu unterstützen.

5. Telemedizin und Fernchirurgie :
Chirurgische Roboter könnten von Experten ferngesteuert werden und Eingriffe in abgelegenen oder schwer zugänglichen Gebieten ermöglichen.

6. Nanotechnologie :
Die Nanotechnologie bietet das Potenzial, Krankheiten auf molekularer Ebene anzuvisieren und zu behandeln, was die Tür zu weniger invasiven und effektiveren chirurgischen Behandlungen öffnet.

7. Biomonitoring in Echtzeit :
Integrierte Sensoren könnten die Vitalfunktionen und andere Indikatoren während der Operation in Echtzeit überwachen und so ein schnelles Eingreifen im Falle von Anomalien ermöglichen.

8. Theragnosen :
Die Kombination von Diagnose und Behandlung mit spezifischen biologischen oder chemischen Wirkstoffen wird eine personalisierte und zielgerichtete Medizin ermöglichen.

9. Chirurgische Ausbildung mit virtueller Realität :
Chirurgen in der Ausbildung könnten in einer virtuellen Umgebung trainieren, was ein praktisches Lernen ohne Risiko für den Patienten ermöglicht.

10. Bioadhäsive und fadenlose Nahttechniken :
Neue Materialien könnten die herkömmlichen Nähte ersetzen und zu einer geringeren Narbenbildung und einer besseren Genesung führen.

Während diese Innovationen weiterhin entstehen und sich weiterentwickeln, versprechen sie erhebliche

Verbesserungen bei den Patientenergebnissen, Kostensenkungen, der chirurgischen Ausbildung und der Ausweitung des Zugangs zur chirurgischen Versorgung. Diese Fortschritte müssen jedoch mit Vorsicht behandelt werden, um sicherzustellen, dass die Technologie die chirurgische Praxis stärkt, ohne die Kunst und die Menschlichkeit der Medizin zu beeinträchtigen.

Die wachsende Bedeutung der Rolle der Krankenschwester

Im Laufe der Jahrzehnte hat sich die Rolle des Krankenpflegers stark verändert. Früher wurde der Beruf des Krankenpflegers als ein Beruf gesehen, der die Ärzte unterstützte, heute ist er eine zentrale Säule des Gesundheitssystems. Dieser Wandel ist Teil einer Dynamik, bei der die Krankenschwester nicht nur das Wohlbefinden des Patienten gewährleistet, sondern auch ein wichtiger Akteur im Pflegemanagement ist.

1. Bildung und Spezialisierung :
Da die Pflege immer komplexer wird, verfügt die Krankenschwester von heute häufig über eine Spezialausbildung, sei es in der Intensivpflege, Onkologie, Pädiatrie oder einem anderen Fachgebiet. Dieses Fachwissen ermöglicht es ihm, in spezifischen Situationen präzise zu intervenieren.

2. Entscheidungsautonomie :
In vielen Kontexten hat die Krankenschwester eine größere Autonomie erlangt, indem sie Entscheidungen über die Pflege des Patienten, die Verabreichung von Medikamenten oder das Notfallmanagement trifft.

3. Interprofessionelle Zusammenarbeit :
Die Krankenschwester arbeitet eng mit verschiedenen Gesundheitsfachkräften - Ärzten, Apothekern, Sozialarbeitern und anderen - zusammen, um eine umfassende Betreuung des Patienten zu gewährleisten.

4. Gesundheitsförderung :
Neben der direkten Pflege spielt die Krankenschwester eine Schlüsselrolle bei der Aufklärung der Patienten, indem sie ihnen hilft, ihren Gesundheitszustand, die vorgeschlagenen Behandlungen und vorbeugenden Maßnahmen zu verstehen.

5. Forschung in der Krankenpflege :
Viele Pflegekräfte sind in der Forschung tätig, um die Pflegepraxis zu verbessern, Interventionen zu optimieren und zur Weiterentwicklung des medizinischen Wissens beizutragen.

6. Management und Führung :
Mit ihrem umfassenden Wissen über die Bedürfnisse der Patienten und die Dynamik des Krankenhauses steigen viele Krankenschwestern und Krankenpfleger in Managementrollen auf und leiten Teams, Abteilungen oder sogar ganze Einrichtungen.

7. Sensibilisierung und Anwaltschaft :
Bei sozialen Herausforderungen wie Epidemien oder gesundheitlichen Ungleichheiten steht das Pflegepersonal oft an vorderster Front, um die Öffentlichkeit zu sensibilisieren und sich für eine gerechte Gesundheitspolitik und angemessene Interventionen einzusetzen.

Die wachsende Rolle der Krankenpflege spiegelt ein kollektives Bewusstsein für die Bedeutung der patientenzentrierten Pflege wider. In einer Zeit, in der die Medizin immer spezialisierter wird, bleibt die Pflegekraft das entscheidende Bindeglied zwischen dem Gesundheitssystem und dem Patienten, das eine kohärente, einfühlsame und qualitativ hochwertige Pflege gewährleistet. Wenn wir über die Zukunft des Gesundheitswesens nachdenken, ist es von entscheidender Bedeutung, die entscheidende Bedeutung der Krankenpflege bei der Entwicklung der medizinischen Landschaft zu erkennen und zu würdigen.

Ermutigung für diejenigen die sich für diesen spezialisierten Weg entscheiden

Wenn Sie sich für eine Spezialisierung in der Krankenpflege entscheiden, entscheiden Sie sich für einen Weg, der sowohl Herausforderungen als auch Belohnungen mit sich bringt. Es ist eine zutiefst menschliche Reise, die Sie an die Spitze der Pflege, des Mitgefühls und der medizinischen Innovation bringen wird. Hier sind einige Worte der Ermutigung für alle, die sich für diesen edlen und anspruchsvollen Weg entscheiden:

1. Ein unschätzbarer Beitrag :
Jeder Schritt, den Sie in diesem Bereich machen, wird wesentlich dazu beitragen, die Lebensqualität der Patienten zu verbessern. Ihr Fachwissen wird in den kritischsten Momenten einen Unterschied machen und denjenigen, die es am meisten brauchen, Trost und Hoffnung spenden.

2. Eine konstante Entwicklung :
Die Medizin entwickelt sich ständig weiter und Ihre Rolle als Fachkrankenpfleger ermöglicht es Ihnen, an der Spitze dieser Entwicklungen zu stehen. Sie werden ständig dazulernen, Ihre Fähigkeiten ausbauen und Ihren beruflichen Horizont erweitern.

3. Tiefe Beziehungen :

Die Spezialisierung ermöglicht es Ihnen, eine einzigartige Beziehung zu Ihren Patienten und deren Familien aufzubauen. Diese Beziehungen, die auf Vertrauen und Einfühlungsvermögen basieren, werden eine Quelle der Inspiration und Motivation sein und Sie immer wieder an den Grund für Ihr Engagement erinnern.

4. Anerkennung und Respekt :

Ihre Hingabe und Ihr Fachwissen werden Ihnen den Respekt Ihrer Kollegen, der Patienten und der Gesellschaft im Allgemeinen einbringen. Auch in schwierigen Zeiten wissen Sie, dass Ihr Beitrag wertvoll ist und geschätzt wird.

5. Gesellschaftliche Auswirkungen :

Über die direkte Patientenversorgung hinaus wird Ihre Rolle einen positiven Einfluss auf die öffentliche Gesundheit, die medizinische Politik und das Bewusstsein für Gesundheitsfragen haben.

6. Persönliche Erfüllung :

Die Befriedigung, zu wissen, dass Sie eine entscheidende Rolle für das Wohlergehen eines Menschen gespielt haben, ist unvergleichlich. Die Dankbarkeit der Patienten und ihrer Angehörigen, die Fortschritte, die Sie sehen werden, die Momente der Freude nach einer Heilung - all dies wird Teil Ihres Alltags sein.

Diejenigen, die sich für eine Spezialisierung in der Krankenpflege entscheiden, sollten wissen, dass sie einen der edelsten und lohnendsten Berufe ergreifen, die es gibt. Jeden Tag haben Sie die Möglichkeit, Leid zu lindern, ein Lächeln zu schenken und eine Stütze zu sein, auf die sich jemand stützen kann. Es ist eine Reise, die Mut, Widerstandsfähigkeit und ein offenes Herz erfordert. Aber im Gegenzug wird sie Ihnen einen Reichtum an Erfahrungen und Erinnerungen bieten, die für immer bleiben werden. Gehen Sie also mit Stolz, Leidenschaft und Hingabe voran, denn die Welt braucht Sie.

www.ingramcontent.com/pod-product-compliance
Lightning Source LLC
Chambersburg PA
CBHW072152290526
45794CB00004B/1488